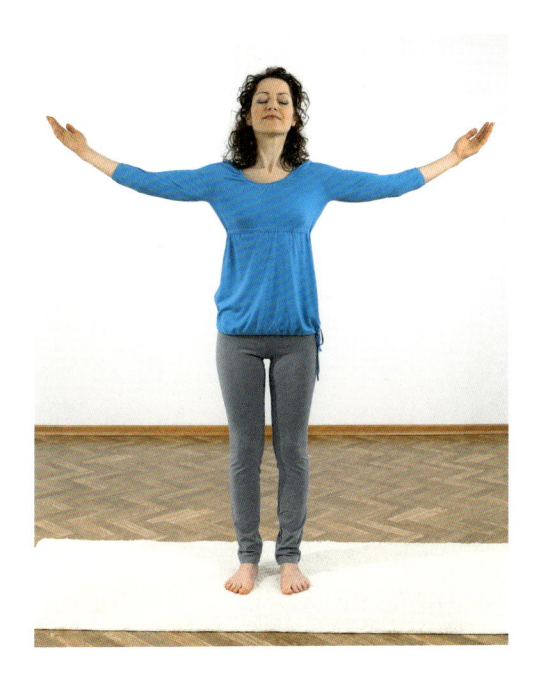

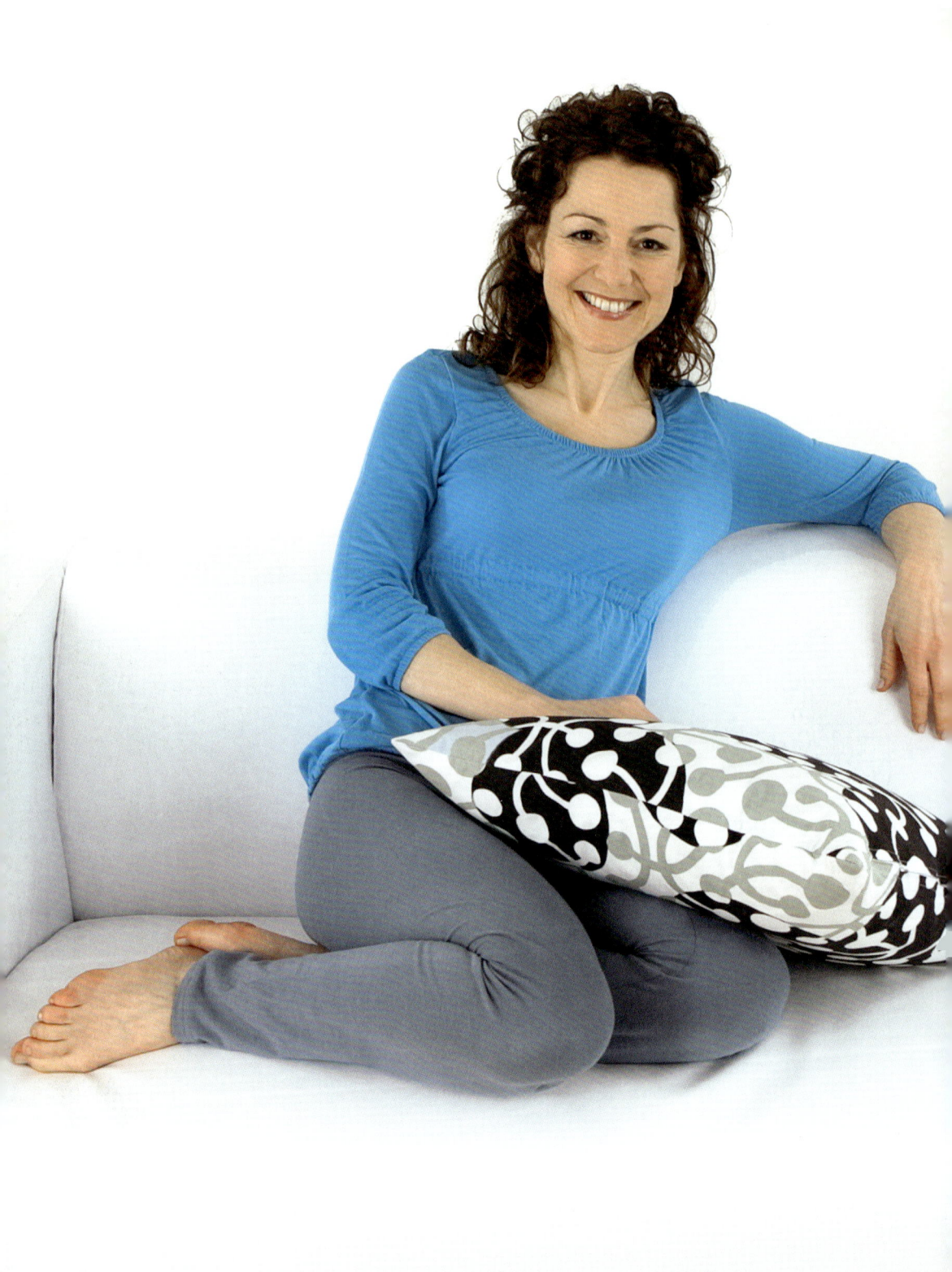

Richtig atmen

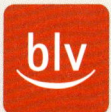

Spannungen lösen | Energie tanken

DR. MED. DELIA GRASBERGER
RONALD SCHWEPPE

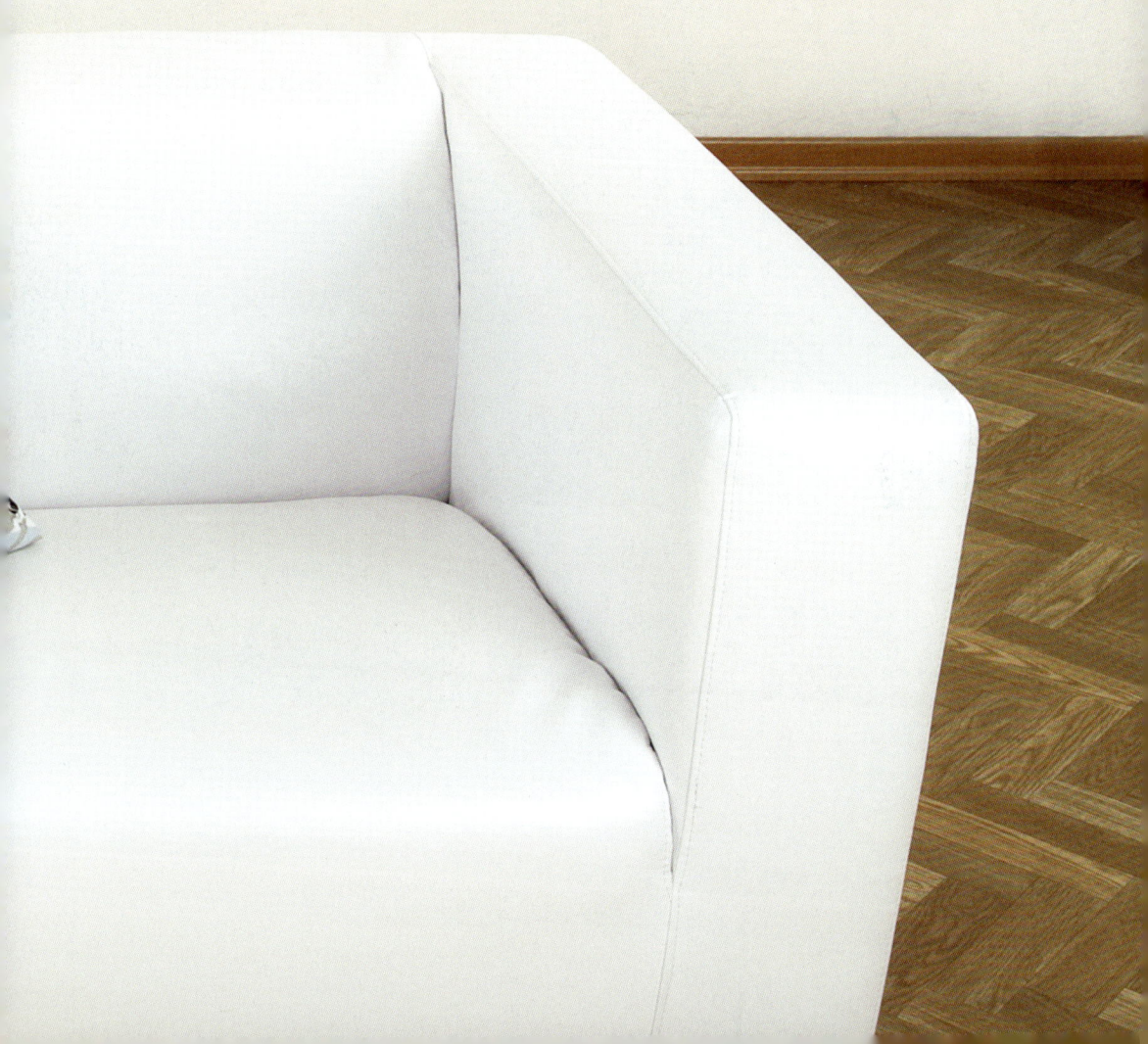

blv

Was Sie in diesem Buch finden

Durchatmen und loslassen 7

Lebendiger Atem – für Energie
und Ausgeglichenheit 8

So atmen Sie Stress weg – atmen
und entspannen 10

Bewegen und atmen – so kommen
Körper und Atmen in Harmonie 13

Physiologie kompakt –
eine Reise mit dem Atem 14

Entspannt atmen 17

Die heilende Kraft des Atems 18
   Die drei Geheimnisse des Atmens 18
   Gebrauchsanleitung für die Praxis 19
   Atemräume erspüren – bewusster atmen 20
   Atem-Meditation – »Dem Atem folgen« 23
   Die Tiefatmung – Energie sammeln 25

Kleine Atempausen für zwischendurch 28
   Gähnen, seufzen, lachen … 28
   Tief ausatmen 29
   Zischen, zischeln, flüstern, wispern … 29
   Nervenstärkende Atmung 31

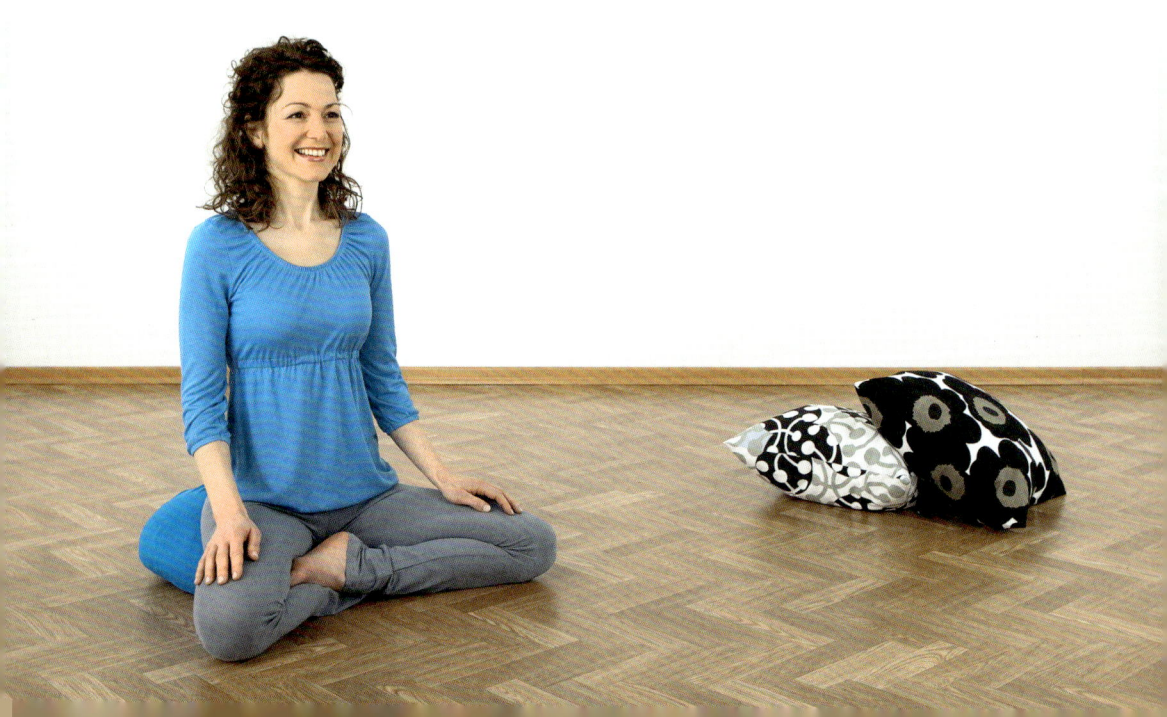

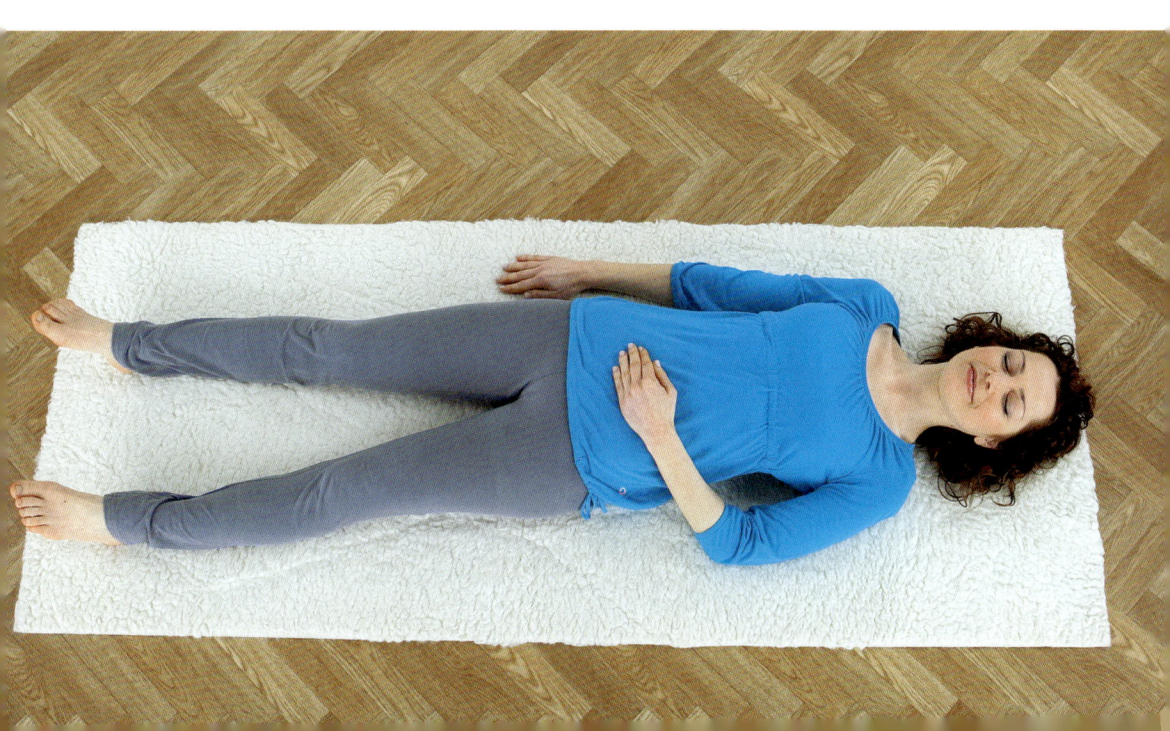

Vokalvibrationen	33	Dehnen und Atmen	44
Lungen-Achtsamkeitsübung	34	Katze und Pferd	46
Die Wechselatmung	34	Dehnlagerung »Andreaskreuz«	48
		Die Yoga-Mudra	50

Richtig atmen – atmend entspannen   36

- »Loslassen« muss man üben   36
- Autogenes Training – »Es atmet mich«   36
- Fantasiereise – »Blauer Himmel, warmer Wind …«   39
- Ausatmen und loslassen   41

Rhythmisches Atmen   51
HA-Atmung   52
Das Qi verteilen   54
Schulterheben   56
Tiefatmung im Stehen   58
Die Zwei-Minuten-Entspannung   60

Relax!
Zwischendurch blitzschnell entspannen   43
- »Ich bin … Ruhe«   43
- Tibetische Summ-Entspannung   44

Stichwortverzeichnis   61
Empfehlenswerte Literatur/Der Inhalt der CD   62
Bildnachweis/Danksagung   62
Über die Autoren   63

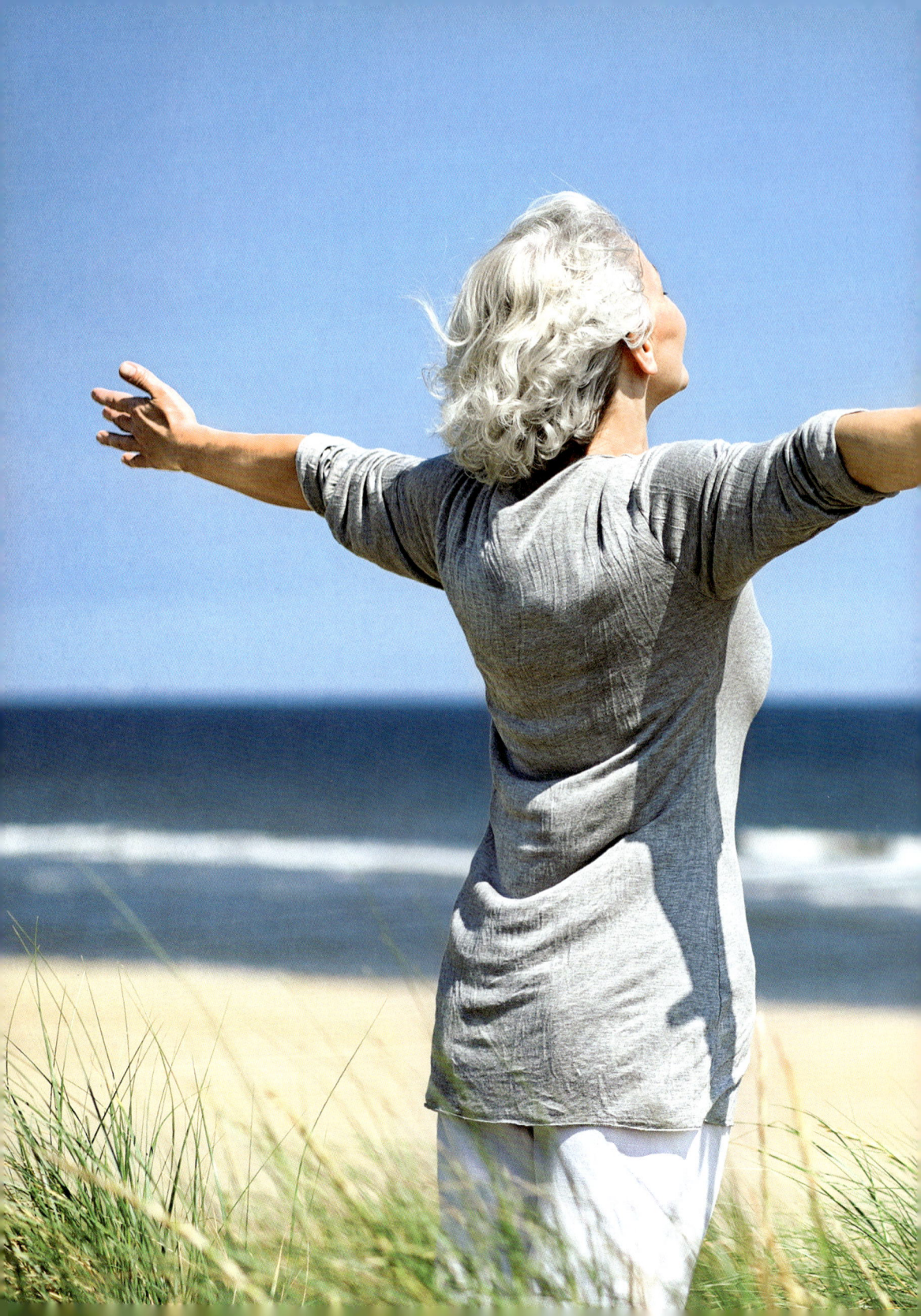

Durchatmen und loslassen

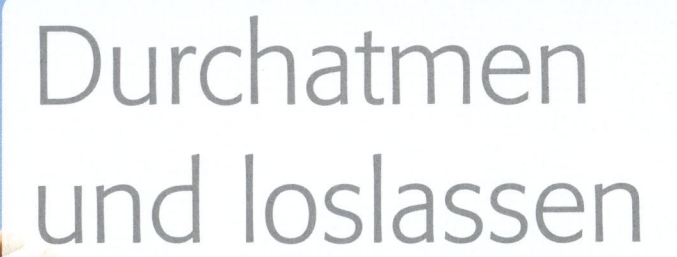

Ihren Atem haben Sie immer und überall dabei. Sie können ihn jederzeit gezielt nutzen, um sich zu entspannen, abzuschalten, Ballast abzuwerfen oder neue Energien zu tanken.

Lebendiger Atem – für Energie und Ausgeglichenheit

Mit dem ersten Einatmen kommen wir auf die Welt, mit dem letzten Ausatmen verlassen wir sie wieder. Es gibt kein Leben ohne Atmen, und je lebendiger unser Atem ist, desto lebendiger und belebter fühlen wir uns auch. In unserem Atem liegt der Schlüssel zu mehr Vitalität, Energie und innerer Ausgeglichenheit. Und das Beste ist: Diesen Schlüssel tragen wir in jedem Augenblick unseres Lebens bei uns.

Meist atmen wir unbewusst

Wie wichtig der Atem ist, können Sie schnell feststellen: Probieren Sie einmal, auch nur zwei Minuten lang die Luft anzuhalten. (Tun Sie es bloß nicht wirklich! Es genügt schon sich vorzustellen, was passieren würde …). Trotz der enormen Bedeutung des Atems für unser Leben sind sich die meisten Menschen ihres Atems nur selten bewusst. Höchstens in Extremsituationen, wie nach einem schnellen Sprint, spüren wir unseren Atem wirklich deutlich.

Das ist schade, denn wie Sie bald sehen werden, ist es ganz einfach, Kontakt zum eigenen Atem aufzunehmen. Und schon allein durch das Wahrnehmen des eigenen Atems lassen sich Stress abbauen und die Energietanks gründlich auffüllen. Der Atem birgt viele Geheimnisse, die wir nur entdecken können,

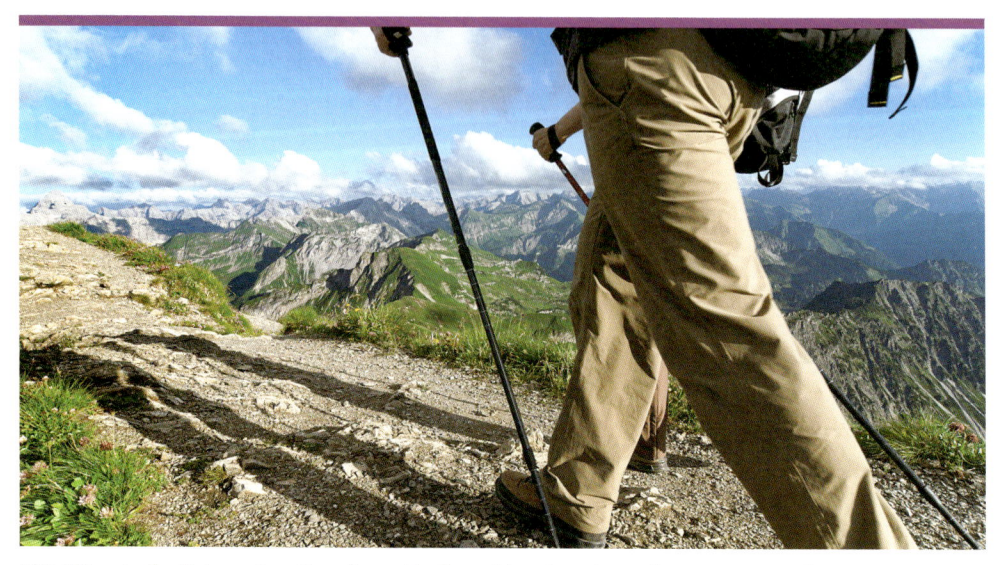

Aktivitäten in der Natur geben Energie und helfen, sich seines Atems bewusst zu werden.

wenn wir beginnen, mit unserem Atem zu »arbeiten« – oder besser gesagt zu »spielen«, denn Atemarbeit ist alles andere als anstrengend. Was bringen Atemübungen? Zum einen Energie für unsere täglichen Aufgaben. Zum anderen aber auch tiefe Ruhe, innere Gelassenheit und ein besseres Gespür für das, was uns wirklich guttut.

Was »Atem« bedeutet

Das Wort Atem ist eng mit Begriffen wie Geist oder Seele verwandt. Das lateinische Wort »Spiritus« bezieht sich sowohl auf den Atem als auch auf den Lebensgeist. Das griechische »Pneuma« bedeutet nicht nur Atem, sondern auch Geist und galt in der Antike als die ätherische Lebenskraft, die den Atem reguliert. Eine ähnliche Auffassung finden wir bei den Indern: Der Sanskritbegriff »Atman« meint nicht nur Hauch, sondern auch Seele, und auch das Wort »Prana« bezieht sich sowohl auf den Atem als auch auf die universelle Lebenskraft, die wiederum durch Atemtechniken im Körper gesammelt werden kann.

Ein Quell der Energie

Die Atmung ist unsere wichtigste Energiequelle, denn sie versorgt uns mit lebenswichtigem Sauerstoff. Dieser wird als Brennstoff für sämtliche Abläufe im Organismus benötigt. Je besser die Sauerstoffversorgung ist, desto besser können Organe und Gehirn ihre Aufgaben erfüllen. Umgekehrt führt ein Mangel an Sauerstoff schnell zu Erschöpfung. Sogar die Stimmung sinkt in den Keller, wenn der Atem flach ist. Die Bauchatmung ist die natürlichste Form der Atmung. Kinder und Katzen atmen fast immer in den Bauch. Und auch wer im Urlaub im Liegestuhl faulenzt und die Sonne genießt, atmet meist nach »unten«. Bei Anspannung und Nervosität wird der Atem nicht nur schneller und flacher – er verlagert sich auch nach oben. Andauernder Stress führt dazu, dass die Brustkorbatmung zur Gewohnheit wird und dass mit der Bauchatmung zugleich auch die natürliche Mitte im Bauch-Becken-Raum verloren geht.

Zeig mir, wie Du atmest und ich sage Dir, wer Du bist …

Unser Atem sagt viel über uns aus. Er verrät uns, wie es uns geht und wie wir uns wirklich fühlen. Am Atmen können wir erkennen, ob wir glücklich und entspannt oder erschöpft und deprimiert sind.

Unser Atem ist sehr »klug« – er verändert sich ständig und passt sich optimal an die jeweilige Situation an: Wenn wir einen flotten Spaziergang machen, atmen wir anders, als wenn wir stundenlang zusammengekauert auf dem Sofa sitzen. Interessant ist, dass das nicht nur unseren körperlichen Zustand, sondern auch unsere Gefühle widerspiegelt. Fühlen wir uns erschöpft und ist die Luft raus, atmen wir sehr oberflächlich. Eine schlechte Nachricht kann dazu führen, dass uns die Luft wegbleibt, während uns eine spannungsgeladene Situation in Atem hält. Sind wir im Stress oder fühlen wir uns gehetzt, wird auch der Atem schnell und gehetzt. Umgekehrt können wir endlich wieder frei durchatmen, sobald sich seelische Anspannungen lösen.

So atmen Sie Stress weg – atmen und entspannen

Haben Sie häufig Rücken-, Nacken- oder Kopfschmerzen? Sind Sie anfällig für Erkältungen oder andere Infekte? Schlafen Sie schlecht oder neigen Sie zu Nervosität? Fühlen Sie sich in Ihrer Haut manchmal richtig unwohl? Wenn ja, dann leiden Sie vermutlich an den Auswirkungen von Stress.

Stress ist allgegenwärtig. Ob Reizüberflutung, Termindruck, Mobbing am Arbeitsplatz, Beziehungsprobleme oder Zukunftsängste: Lange andauernde Belastungen schaden Körper und Seele, was bis zum Burnout, dem völligen Zusammenbruch, führen kann.

Lassen Sie es nicht so weit kommen! Das beste Mittel gegen Stress besteht darin, einen Gang zurückzuschalten, sich zu entspannen und wieder mehr »zu sich« zu kommen. Und der einfachste Weg zu mehr Ausgeglichenheit, Wohlbefinden und einer besseren Gesundheit führt über den Atem.

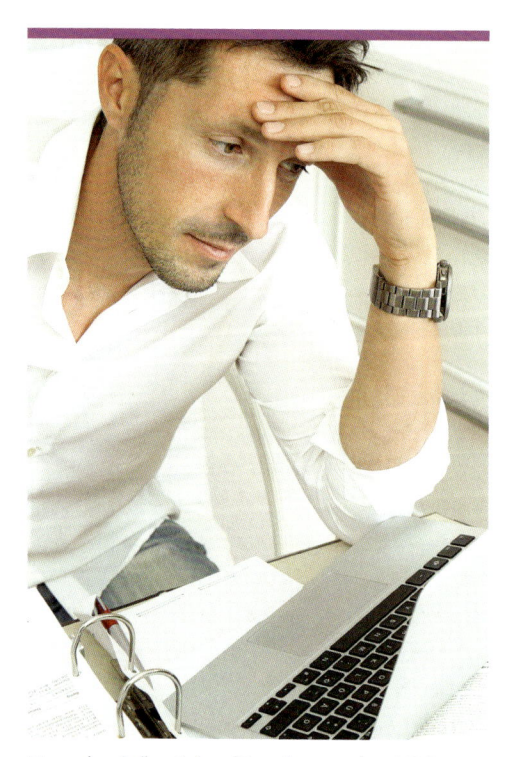

Stress beeinflusst den Atem in negativer Weise.

Stress ist oft hausgemacht

Zunächst sollten Sie sich jedoch klar machen, dass Stress in den meisten Fällen hausgemacht ist. Der US-Psychologe Richard Lazarus konnte nachweisen, dass es ausschließlich unsere Reaktionen auf bestimmte Reize sind, die Alltagsstress auslösen. Mit anderen Worten: Stress entsteht meist im Kopf. Es ist also beispielsweise nicht der Bus, der uns vor der Nase wegfährt, der den Stress verursacht, sondern es ist unser Ärger, mit dem wir auf den davonbrausenden Bus reagieren.

Der Atem als Stress-Spiegel

In belastenden Situationen wird der Atem schnell und oberflächlich: Wir fangen an zu »hecheln«, und vor allem die Ausatmung wird flach. Während wir dabei in kurzer Zeit viel Sauerstoff aufnehmen, atmen wir ihn nicht wieder aus. So kommt es zu einer Anhebung des pH-Wertes im Blut. Unser Stoffwechsel leidet, unsere Nerven werden strapaziert und auf die Dauer kann Stress sogar zu Herz- und Kreislaufproblemen, Verdauungsstörungen oder Kopfschmerzen führen. Wenn wir gestresst sind, spüren wir das an der Art, wie wir atmen. Wenn wir uns beispielsweise erschrecken, atmen wir rasch und tief ein, halten den Atem dann jedoch an.

Das Atemtempo drosseln

Durch die richtige Atmung können Sie Stress in Sekundenschnelle auflösen: Versuchen Sie dazu vor allem, den Atem zu verlangsamen und das Ausatmen zu betonen. Selbst im stressfreien Zustand atmen die meisten von uns zu schnell. Während Zen-Mönche oder Yogis (die nur selten zu Stress neigen) nur etwa vier- bis 5-mal pro Minute atmen, atmet der durchschnittliche Erwachsene um die 16-mal in der Minute.

Den Parasympathikus aktivieren

Immer dann, wenn es im Alltag turbulent wird, sollten Sie den Atem nutzen, um Gelassenheit zu entwickeln. Indem Sie beispielsweise langsam durch den leicht geöffneten Mund ausatmen, können Sie die Ausschüttung von Adrenalin deutlich dezimieren.
Es gibt dabei nur ein Problem: Um den Atem gezielt gegen innere und äußere Anspannungen einsetzen zu können, müssen Sie sich Ihres Atems erst ganz bewusst werden.
Im Folgenden werden Sie viele einfache Techniken kennenlernen, die Ihnen dabei helfen, Ihren Atem wieder besser zu spüren und zu einer natürlichen Atemweise zurückzufinden.

Durch einfache, lösende Atemübungen aktivieren Sie den Parasympathikus – den Gegenspieler des Sympathikus und damit den »Ruhepol« des vegetativen Nervensystems. So können Atemübungen bewirken, dass der Herzschlag ruhiger wird, die Blutversorgung des Gehirns sich verbessert, Muskelverspannungen sich lösen und viele »Gute-Laune-Hormone« ausgeschüttet werden.

Atmen Sie sich frei!

Es gibt viele Muster, mit denen wir üblicherweise auf Stress reagieren. Dazu gehören Wut und Ärger, aber auch Erschöpfung, depressive Verstimmungen oder verschiedene Krankheiten. Es versteht sich von selbst, dass diese Reaktionen uns nicht wirklich aus der Stressfalle befreien. Was also tun?
Wenn Sie positiv auf Ihre Gesundheit und Ihr Wohlbefinden einwirken wollen, müssen Sie etwas verändern! Die gute Nachricht ist, dass oft schon kleine Veränderungen genügen, um für den nötigen Ausgleich zu sorgen.

In diesem Buch lernen Sie viele harmonisierende Übungen kennen – viele kleine Schritte, mit denen Sie ganz schön weit kommen können. Jeder Schritt bietet Ihnen die Möglichkeit,
- Ihren Atem besser kennenzulernen;
- gelöster, entspannter und tiefer zu atmen;
- seelischen und körperlichen Ballast abzuwerfen;
- Stress und Belastungen in Luft aufzulösen;
- neue Energien zu tanken.

Es lohnt sich also in vielerlei Hinsicht, wenn Sie sich mit Ihrem Atem beschäftigen.

Duft und Stimmung

Ob Kaffee oder Blumenstrauß – jeder Geruch verändert unsere Stimmung. Der Grund ist einfach. Über das sogenannte Riechfeld der Nasenschleimhaut steht der Geruchsnerv unmittelbar mit dem Limbischen System in Verbindung. Diese Steuerzentrale im Stammhirn beeinflusst nicht nur hormonelle Abläufe, sondern auch Stimmungen und Gefühle.

Verschnaufpausen einlegen

Jeder von uns kennt das Gefühl, außer Atem zu sein – nicht nur nach körperlichen Strapazen, sondern auch nach seelischen. Was liegt also näher, als zwischendurch öfter mal in aller Ruhe gründlich nach Luft zu schnappen?

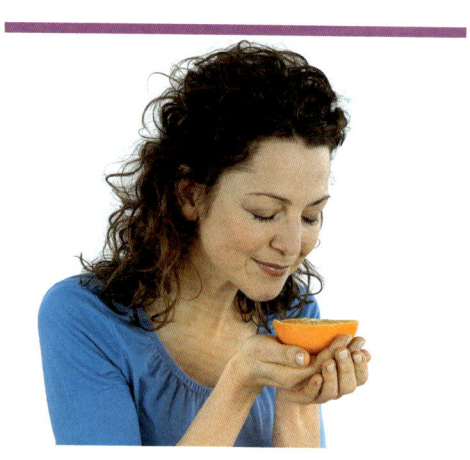

Frische Gerüche atmen hebt die Stimmung.

In den folgenden Kapiteln werden Sie noch viele Möglichkeiten dazu kennenlernen – vorab geben wir Ihnen jedoch schon mal einige kleine Verschnauftipps.

Düfte atmen und genießen

Schon vor rund 5000 Jahren entdeckten die Ägypter die Wirkungen aromatischer Substanzen auf Körper und Seele. Heute ist die Aromatherapie als Zweig der alternativen Heilkunde nicht mehr wegzudenken.

Während üble Gerüche uns den Atem rauben, fließt er bei Wohlgerüchen ganz von selbst tief und entspannt. Nutzen Sie deshalb die Aromatherapie für eine kleine Atempause. Durch duftende Aromen können Sie Ihre Stimmung blitzschnell deutlich verbessern. Mit naturreinen Aromaölen können Sie Ihr Wohnzimmer in eine Duftoase verwandeln.

Geeignete Aromen
- Um Atmung und Seele zu entspannen, eignen sich vor allem Jasmin, Lavendel, Orange und Rose.
- Wünschen Sie eine anregende Wirkung, können Sie auch zu Rosmarin, Eukalyptus oder Lemongrass greifen.
- Steht Ihnen der (Geruchs-)Sinn eher nach exotischen Düften sind auch Ylang-Ylang oder Patschouli einen Versuch wert.

Die Anwendung ist einfach: Geben Sie je nach Raumgröße drei bis sechs Tropfen des ätherischen Öls in eine Duftlampe. Zurücklehnen, die Augen schließen und atmend genießen.

Bewegen und atmen – so kommen Körper und Atmen in Harmonie

Um eine Pause einzulegen, brauchen Sie kein Sofa. Auch kleine Bewegungseinheiten helfen schnell, den Körper und den Atem wieder in Harmonie zu bringen.

Unser Atem reagiert sehr sensibel auf jede Art von Bewegung. Nach langem Sitzen genügt es oft schon, aufzustehen und einige Schritte auf und ab zu gehen, um Atemblockaden zu lösen.

Mehr Sauerstoff für Ihre Zellen

Je intensiver die Bewegung, desto tiefer wird die Atmung. Sie werden deshalb keinen Jogger treffen, der oberflächlich atmet. Doch Sie müssen natürlich nicht gleich in die Joggingschuhe schlüpfen: Machen Sie einen kurzen Spaziergang, steigen Sie aufs Rad oder legen Sie ein paar Stockwerke zu Fuß zurück. Jede Art von Bewegung trägt dazu bei, Ihre Zellen mit frischem Sauerstoff zu versorgen, den Kreislauf anzuregen und den Atem zu vertiefen. Je öfter – desto besser!

Sich von Musik atmen lassen

Gute Musik »atmet«. Jeder Klang, jeder Rhythmus und jede Melodie haben Wirkungen auf unseren Körper, unsere Seele und natürlich auch auf unseren Atem. Die richtige Musik kann Ihnen helfen, Stress, Unruhe, Stimmungstiefs und sogar Schmerzen zu vertreiben. Musikhören ist aber auch sehr wirkungsvoll, um die Atmung zu beruhigen oder – falls gewünscht – sanft zu aktivieren. Wichtig ist dabei nur, sich etwas Zeit zu nehmen.

Klänge bewusst genießen

Schalten Sie die Stereoanlage ein, suchen Sie sich ein bequemes Plätzchen, schließen Sie die Augen und lassen Sie die Klänge und Rhythmen der Musik auf sich wirken. Achten Sie besonders darauf, was mit Ihrer Atmung geschieht. Lenken Sie Ihre Aufmerksamkeit auf die Musik und beobachten Sie, ob Ihr Atem dadurch länger, tiefer, langsamer oder vielleicht auch aktiver und schneller wird. Versuchen Sie, so wenig wie möglich einzugreifen und lassen Sie sich von der Musik atmen.

MEIN TIPP

- Für eine entspannende Wirkung empfehlen sich langsame Sätze von Mozart, Bach, Brahms oder Haydn. Doch auch sogenannte Meditationsmusik und traditionelle indische Musik wirken oft sehr beruhigend.
- Für einen aktivierenden Effekt sollten Sie schnelle Sätze (Allegro, Presto) von Vivaldi oder Bach oder aber afrikanische Trommelklänge wählen.

Physiologie kompakt – eine Reise mit dem Atem

Aufbau und Funktion unserer Atmungsorgane sind derart komplex, dass wir hier nur einen kleinen Überblick geben wollen. Die gängige Meinung, dass wir nämlich nur mit der Nase – und eventuell noch mit den Lungen – atmen würden, greift deutlich zu kurz. An der Atmung ist noch viel mehr beteiligt.

Der Aufbau der Atmungsorgane

Zu unserem Atmungsapparat zählen Nase, Rachen, Kehlkopf und Luftröhre sowie Bronchien und Lungen. Der linke Lungenflügel teilt sich in zwei, der rechte in drei Lungenlappen auf. Die Lungenflügel, die vom Brustfell umhüllt werden, liegen in der Brusthöhle. Sie reichen am oberen Ende bis etwas oberhalb der Schlüsselbeine. Der untere Teil der Lunge liegt auf dem Zwerchfell auf.

Das Zwerchfell ist der wichtigste Atemmuskel. Gemeinsam mit den Zwischenrippenmuskeln und verschiedenen kleineren Atemhilfsmuskeln macht es den Atemvorgang überhaupt erst möglich. Das Zwerchfell, das die Bauchhöhle von der Brusthöhle abtrennt, ist beim Menschen durchschnittlich etwa vier Millimeter dick und es leistet im Ruhezustand etwa 70 Prozent der Muskelarbeit, die zum Einatmen notwendig ist.

Nicht zuletzt wird unsere Atmung auch noch vom Gehirn beeinflusst oder besser gesagt gesteuert. Das Atemzentrum liegt in einem Bereich des Hirnstamms und es regelt das Ein- und Ausatmen ohne unser Zutun. Das Atemzentrum stellt sicher, dass wir auch im Tiefschlaf oder in Narkose noch weiteratmen.

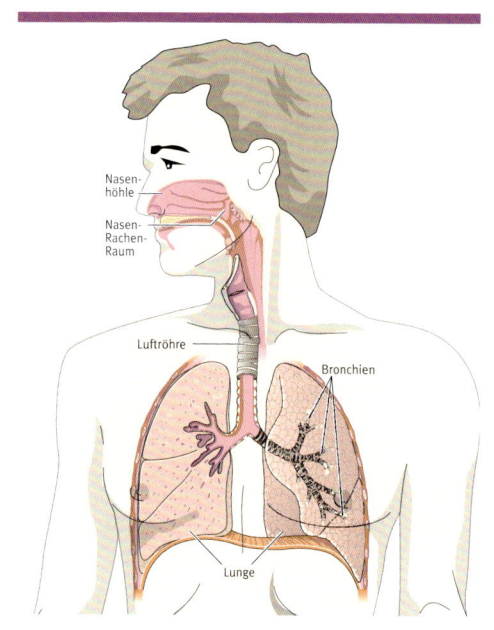

Der Weg der Atemluft

Der Atemvorgang

Das Einatmen kommt vor allem dadurch zustande, dass sich das Zwerchfell – der Muskel, der den Brust- vom Bauchraum trennt – zusammenzieht. Einen kleinen Anteil leisten aber auch die Zwischenrippenmuskeln, die die Rippen aktiv anheben. Der Brustraum, in dem sich die Lunge befindet, wird größer, wenn sich Zwerchfell und Zwischenrippenmuskeln zusammenziehen. Wie bei einer Fahrradpumpe entsteht dabei ein Unterdruck, der die Luft durch die Nase oder den Mund einströmen lässt. Die Atemluft fließt nun durch die Luftröhre. Hinter dem Brustbein teilt sich die Luftröhre in die Bronchien, die den Atem in den linken und rechten Lungenflügel leiten. Die Bronchien verzweigen sich 23-mal weiter, in immer kleinere Äste, die Bronchiolen, und enden schließlich in den Alveolen, den Lungenbläschen. Die Oberfläche dieser Bläschen ist insgesamt 93 Quadratmeter groß!

Der Austausch der Gase

Die hauchdünne Haut der Alveolen ist von vielen haarfeinen Blutgefäßen (Kapillaren) durchzogen. Hier geht der Sauerstoff ins Blut über: Die roten Blutkörperchen (Erythrozyten) enthalten Eisenmoleküle, die den Sauerstoff an sich binden, durch die Arterien in den Körper transportieren und alle Zellen und Organe mit Energie versorgen. Die Energie entsteht bei einer chemischen Reaktion, die den Sauerstoff des Blutes mit Kohlenstoff verbindet – Kohlendioxid (CO_2) entsteht. Die Blutkörperchen transportieren nun statt Sauerstoff Kohlendioxid.

Durch die Venen fließt das sauerstoffarme Blut dann erneut zur Lunge, wo es in den Alveolen wieder Sauerstoff aufnimmt und dabei Kohlendioxid abgibt. Mit dem Ausatmen, bei dem sich Zwerchfell und die Zwischenrippenmuskulatur entspannen, wird die verbrauchte Atemluft samt Stoffwechselschlacken abgeatmet.

Tipps rund ums Üben

Atem- und Entspannungsübungen wirken nur dann optimal, wenn Sie einige einfache Regeln beherzigen.

Ruhe bewahren: Nehmen Sie sich genug Zeit, um sich zu entspannen. Wählen Sie im Zweifelsfall lieber nur eine einzige Übung aus, die Sie in aller Ruhe durchführen. Das ist wesentlich sinnvoller, als viele Übungen in kürzester Zeit »durchzuhecheln«.

Frische Luft: Abgestandene oder gar verräucherte Luft macht es unmöglich, Sauerstoff und damit Energie zu tanken. Lüften Sie gründlich, bevor Sie zu üben beginnen. Achten Sie aber darauf, dass es warm genug ist.

Bekleidung: Alles was einengt oder kneift, stört den Atemfluss. Tragen Sie deshalb beim Üben bequeme, weite Kleidung, möglichst aus Naturfasern, die den Sauerstoff durchlassen.

Ruhige Atmosphäre: Für viele Atemübungen brauchen Sie etwas Ruhe und Zurückgezogenheit. Sorgen Sie dafür, dass Sie nicht gestört werden. Wenn Sie möchten, können Sie eine Kerze anzünden. Beseitigen Sie Zeitungsstapel und anderes Chaos rund um Ihren Übungsplatz.

Voller Bauch atmet schwer: Warten Sie nach einer Hauptmahlzeit mindestens eineinhalb Stunden, bevor Sie Atemtechniken durchführen.

Zwingen Sie Ihren Atem nicht: Lassen Sie Ihren Atem immer frei fließen – halten Sie ihn nicht an. Üben Sie einfühlsam und ohne Leistungsdruck.

»Regelmäßig atmen«: Natürlich atmen Sie ohnehin regelmäßig, sonst könnten Sie dieses Buch kaum lesen. Sorgen Sie jedoch auch dafür, sich regelmäßig etwas Zeit für gezielte Atem- und Entspannungsübungen zu nehmen.

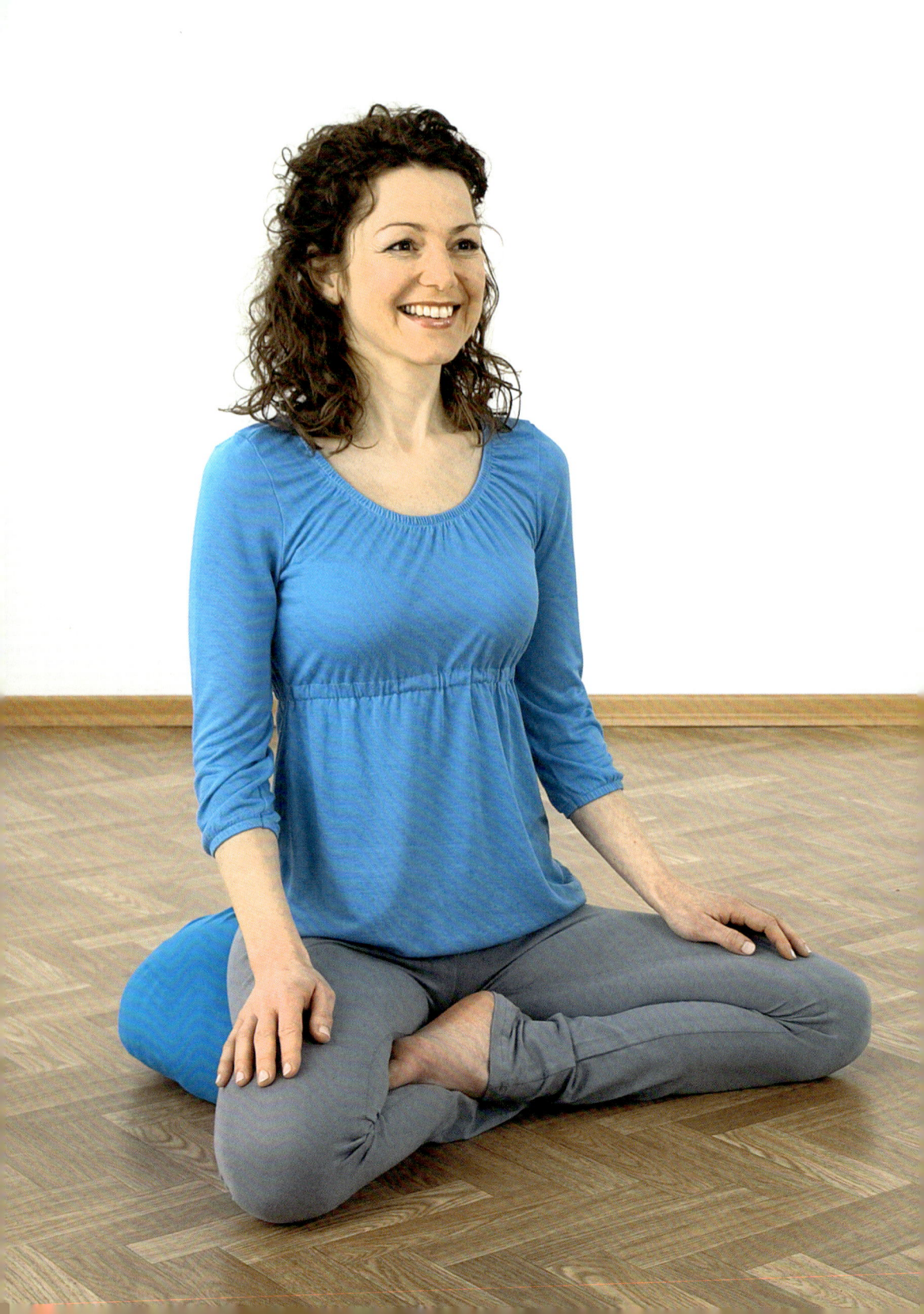

Entspannt atmen

Gelassenheit ist eine Kunst, die man erlernen kann: Einfache Übungen helfen Ihnen dabei, den Atem wieder frei fließen zu lassen, Stress abzubauen und innere Ruhe zu entwickeln.

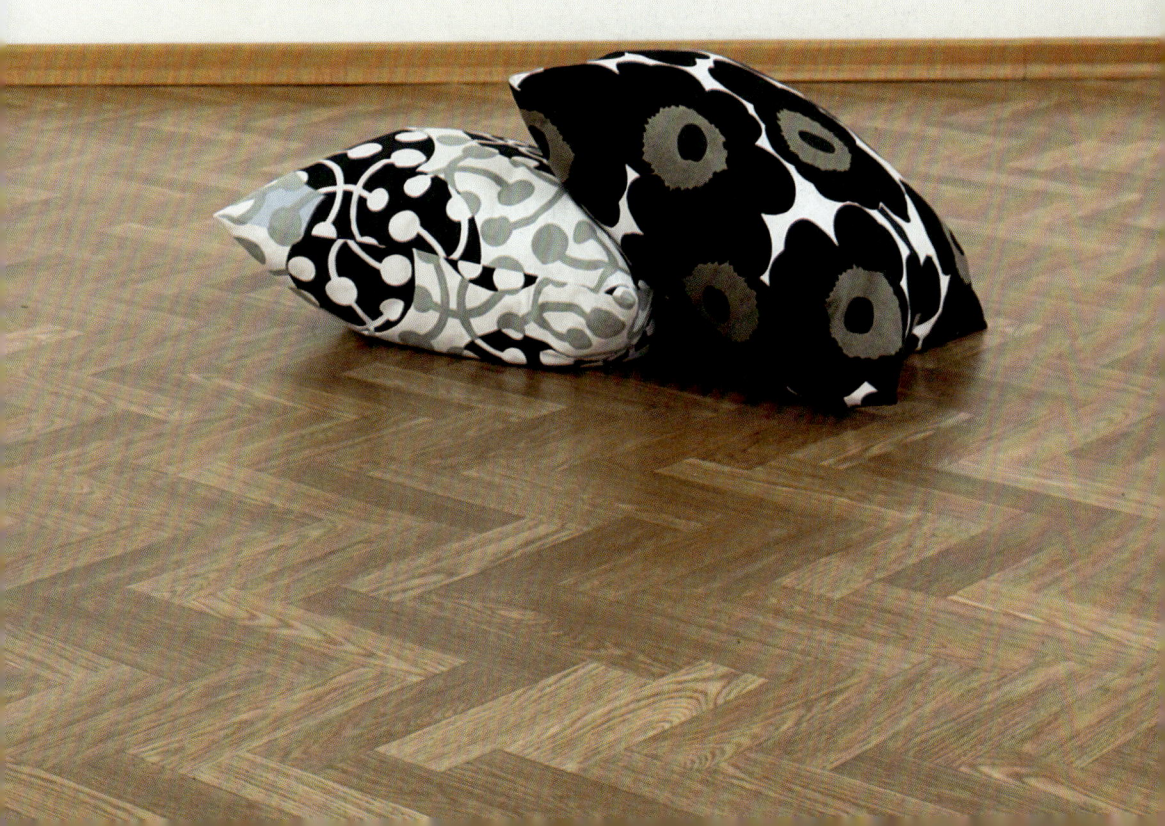

Die heilende Kraft des Atems

Auf den ersten Blick scheint Atmen nichts Besonderes zu sein. Atmen ist ein ganz banaler Lebensvorgang – so wie Schlafen oder Essen. Warum aber spielt der Atem dann in der Therapie (und nicht nur in der Atemtherapie) eine so große Rolle? Warum wird der Atem im Zen-Buddhismus oft zum alleinigen Inhalt der Meditation? Warum kommt kein Yoga-, Qi-Gong- oder Entspannungskurs ohne Atemtechniken aus?

Unser Atem ist nur auf den ersten Blick unscheinbar. Wer genauer hinsieht, entdeckt, dass er unser ganzes Leben verändern kann. Durch die Atmung können wir uns entspannen, Sorgen loswerden, Schmerzen lindern, Gefühle ausdrücken und vieles mehr.

Der Atem bildet die Brücke zwischen dem Körper und der Seele und kann beide positiv beeinflussen.

Die drei Geheimnisse des Atmens

Im Atem steckt ein enormes Potenzial. Das liegt daran, dass Atmen viel mehr ist als nur ein physiologischer Vorgang.

Natürlich ist es wichtig Sauerstoff aufzunehmen, doch der Atem birgt darüber hinaus einige Geheimnisse.

Neue Energie tanken und jung bleiben

In der fernöstlichen Kultur – vor allem im Yoga und Qi Gong – wird die Atmung oft genutzt, um neue Kräfte zu tanken. Atemübungen vertreiben Erschöpfung und erhöhen Leistungsvermögen und Lebensfreude. Nicht zuletzt bieten sie eine einfache Methode, um sehr lange jung und vital zu bleiben.

Im taoistischen Yoga heißt es, dass jeder Mensch für sein Leben nur eine bestimmte Anzahl von Atemzügen mit auf den Weg bekommen hat. Stress und Hektik beschleunigen den Atem und verkürzen unsere Lebenszeit. Das einfachste Anti-Aging-Rezept besteht daher darin, Atem und Geist zur Ruhe zu bringen und mit Leichtigkeit und Heiterkeit durchs Leben zu gehen.

Der Atem als Brücke zwischen Körper und Seele.

Belastendes loslassen

Über den Atem scheiden wir in jedem Augenblick Giftstoffe aus. Durch Atemübungen lässt sich die Entgiftung intensivieren – und zwar nicht nur die körperliche, sondern auch die seelische Entgiftung. Atmen hilft, Spannungen und Ballast abzuwerfen, loszulassen und das innere Gleichgewicht herzustellen.

Ins Hier und Jetzt kommen

Das Beobachten der eigenen Atmung ist eine einfache Möglichkeit, mehr Bewusstsein für das Hier und Jetzt zu entwickeln.
Der Taoist Chang Sangfeng schrieb dazu: »Lasse Deinen wahren Atem zart und beständig kommen und gehen … Kultiviere den Atem, bis Dein Atem sanft wie eine fast unmerkliche Brise ist. Vereine Dein Bewusstsein mit Deinem Atem. Auf diese Weise wird Dein Geist befreit.«
Der chinesische Meister Wang Che sagte: »Harmonisiere den Atem, während Du zugleich Deinen Geist zur Ruhe bringst. Bringe Deinen Geist zur Ruhe, indem Du zugleich den Atem harmonisierst.«

Gebrauchsanleitung für die Praxis

Im Folgenden finden Sie einfache Techniken, die Ihnen helfen, wieder frei durchzuatmen. Einerseits werden Sie dabei lernen, Ihren Atem zu beobachten und besser kennenzulernen. Zum anderen geht es darum, dem Atem mehr Raum zu geben und ihn auf sanfte Weise zu lenken. So vermeiden Sie häufige Fehler und üben effektiver:

MEIN TIPP

Sie möchten Ihr eigenes Atem- und Entspannungsprogramm zusammenstellen? Das ist ganz einfach: Wählen Sie jeweils eine Übung von den Seiten 20 bis 27 und 36 bis 60 aus. Wenn Sie möchten, können Sie diese beliebig mit den »Kleinen Atempausen für zwischendurch« (Seite 28 ff.) kombinieren.

- Atmen Sie immer durch die Nase! (Bei einigen wenigen Übungen wird durch den Mund ausgeatmet – achten Sie auf die Anweisung in der Beschreibung.)
- Lassen Sie den Atem immer frei fließen – halten Sie ihn nie an!

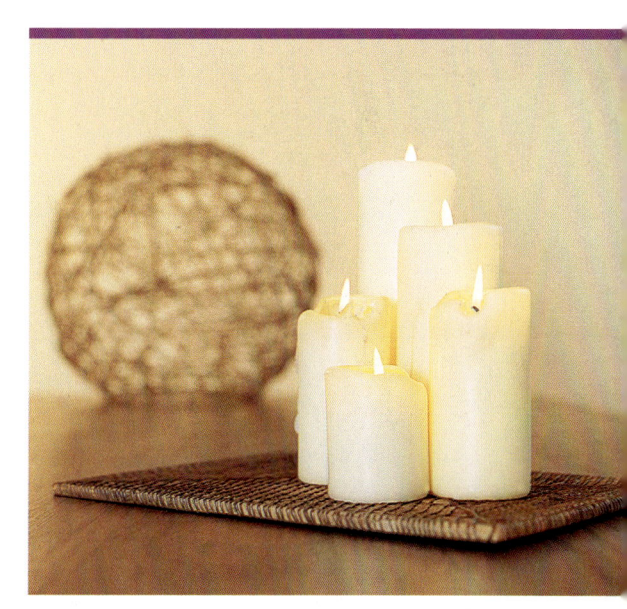

Kerzen schaffen eine angenehme Atmosphäre.

- Neben den kleinen Übungen für zwischendurch finden Sie in diesem und im nächsten Kapitel einige »Basics«. Versuchen Sie, möglichst regelmäßig wenigstens eine dieser Übungen durchzuführen.

Atemräume erspüren – bewusster atmen

(Übung 1 auf der CD)
Eine natürliche, tiefe Atmung kann nicht »gemacht« werden. Sie entsteht ganz von selbst, sobald Sie sich aufmerksam mit Ihrem Atem beschäftigen.
Der erste Schritt besteht darin, den eigenen Atem genau zu beobachten. Bei der folgenden Übung geht es darum, verschiedene Atemräume kennenzulernen und mehr »Platz für den Atem zu schaffen«.

Legen Sie sich auf den Rücken. Die Unterlage sollte bequem aber nicht zu weich sein.
Um den unteren Rücken zu entlasten, winkeln Sie die Beine an und stellen die Füße auf. Entspannen Sie bewusst Ihren Körper und lenken Sie Ihre Achtsamkeit ganz auf den jetzigen Augenblick.

1 Legen Sie Ihre Hände nun auf den Bauch – die rechte Hand unterhalb, die linke oberhalb des Bauchnabels.
Lassen Sie Ihre Handflächen ganz entspannt auf der Bauchdecke ruhen. Spüren Sie Ihren Bauch ganz bewusst. Wie fühlen sich die Hände auf Ihrer Bauchdecke an? Sind sie warm und schwer?

Lenken Sie Ihr Bewusstsein jetzt auf Ihren Atem. Können Sie die Atembewegung im Bauch spüren? Beobachten Sie, wie Ihre

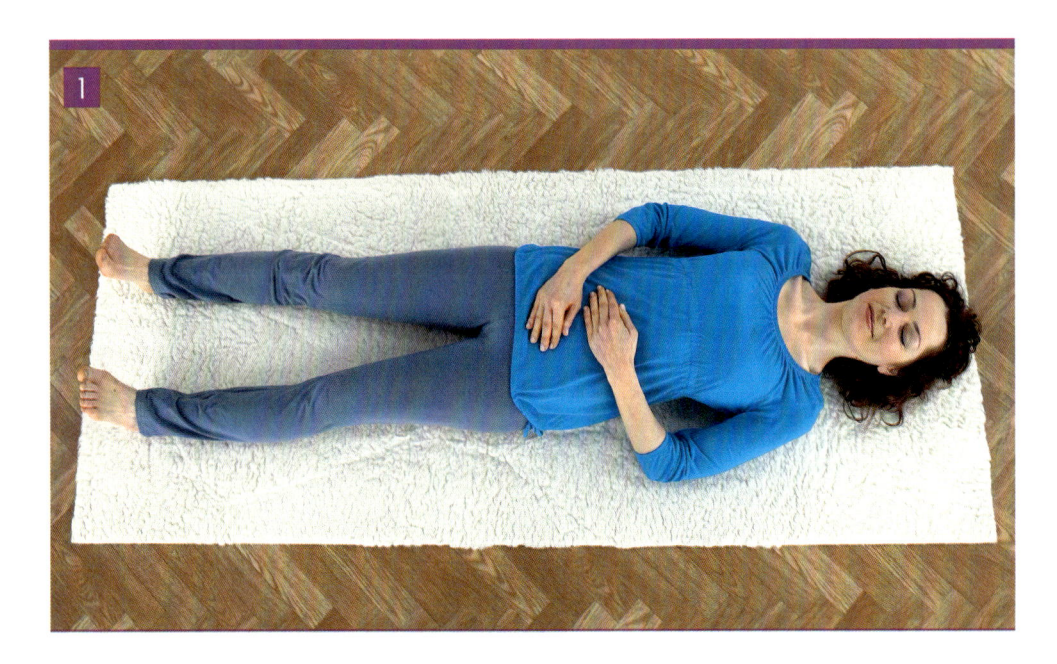

Bauchdecke sich beim Einatmen sanft hebt …
und sich beim Ausatmen wieder weich senkt …
Lassen Sie diese sanfte Wellenbewegung
ganz von selbst geschehen, ohne einzugreifen
oder sich anzustrengen.

Nehmen Sie sich einige Atemzüge Zeit und
beobachten Sie entspannt, wohin Ihr Atem
strömt und wie sich das anfühlt.

2 Legen Sie Ihre Hände als Nächstes auf
die Flanken. Die rechte Handfläche liegt dabei
sanft auf dem rechten unteren, die linke auf
dem linken unteren Rippenbogen.
Nehmen Sie mit den Händen Kontakt zum
Rippenbereich auf, ohne dabei jedoch viel
Druck auszuüben. Lassen Sie den Atem einfach
frei strömen und beobachten Sie nur, was jetzt
geschieht. Wohin fließt Ihr Atem? Spüren Sie
ganz genau hin.

Ohne dass Sie sich anstrengen müssen, wird
Ihr Atem vermutlich ganz von selbst in die
Flanken strömen. Wahrscheinlich spüren Sie,
wie die Rippen sich mit jedem Einatmen leicht
auseinander dehnen und mit dem Ausatmen
wieder weich nach innen sinken.
Vielleicht dauert es eine Zeit, bis Sie die sanfte
Bewegung in den Rippen spüren können –
lassen Sie sich Zeit und spüren Sie einfach nur,
was geschieht.

Genießen Sie die Atembewegung – das weiche
Gedehntwerden in den Flanken beim Einatmen
und die Entspannung, die beim Ausatmen ganz
von selbst stattfindet …
Bei dieser Übung müssen Sie nur zwei Dinge
beachten. Erstens müssen Sie aufpassen, dass
Sie nicht einschlafen. Zweitens achten Sie darauf, dass Ihre Aufmerksamkeit wirklich bei der
Atmung bleibt.

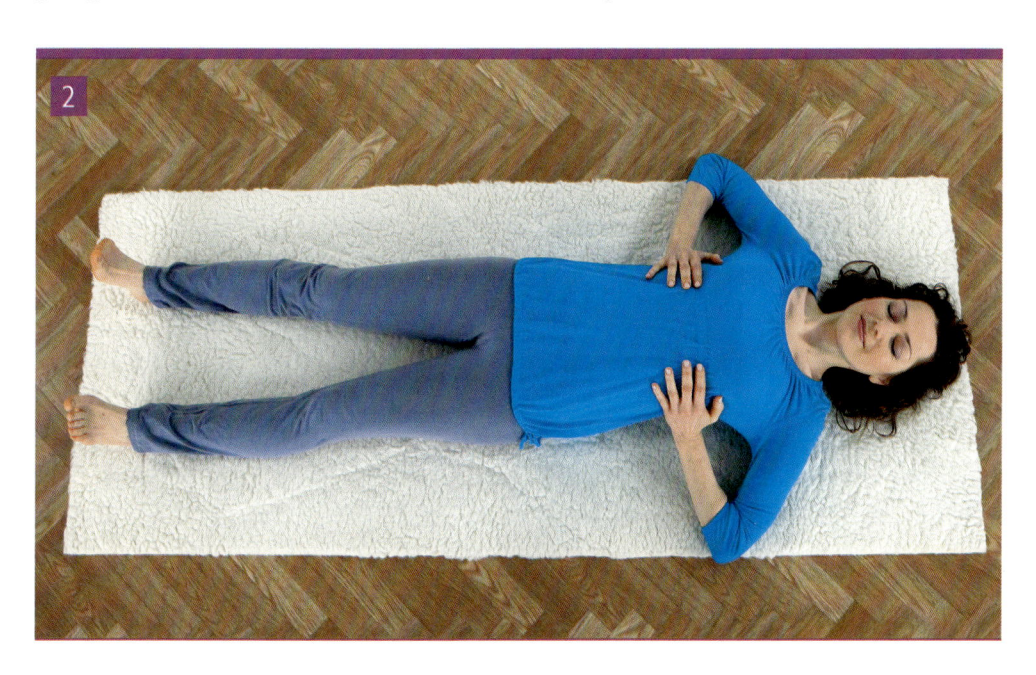

3 Legen Sie Ihre Hände als Nächstes auf den oberen Bereich Ihrer Brust. Die Finger zeigen nach oben und berühren die Schlüsselbeine. Lassen Sie die Hände entspannt auf dem Brustkorb liegen. Lenken Sie Ihre Aufmerksamkeit auf Ihre Brust – wie fühlen sich die Hände an? Sind sie warm und schwer oder eher leicht und kühl?

Konzentrieren Sie sich nun auf Ihren Atem. Ohne sich anzustrengen, lassen Sie den Atem einfach frei strömen. Beobachten Sie, ob Ihr Atem auf das Gewicht und die Berührung der Hände reagiert …

Können Sie spüren, wie Ihr Brustkorb sich beim Einatmen sanft weitet und dehnt … und wie er beim Ausatmen wieder weich nach innen sinkt? Spüren Sie, wie Ihre Brust sich allein durch die Kraft des Atems hebt und senkt; immer wieder – so wie eine Welle kommt und geht … Genießen Sie bei jedem Einatmen die sanfte Dehnung im ganzen Brustbereich … und lassen Sie mit jedem Ausatmen alles los, was Sie belastet.

Legen Sie die Hände abschließend neben sich auf den Boden. Lassen Sie Ihren Atem frei strömen, wohin er will. Lenken Sie die Aufmerksamkeit auf Ihren Körper: Spüren Sie, wie Füße, Rücken, Kopf und Arme auf dem Boden aufliegen. Versuchen Sie, alles möglichst genau wahrzunehmen. Nehmen Sie sich ausreichend Zeit dafür. Wenn Sie das öfters machen, werden Sie ein viel intensiveres Gefühl für Ihren Körper bekommen. Vertiefen Sie dann das Atmen, indem Sie einige Male tief durchatmen.

Dehnen und strecken Sie Ihren Körper, öffnen Sie die Augen und beenden Sie die Übung.

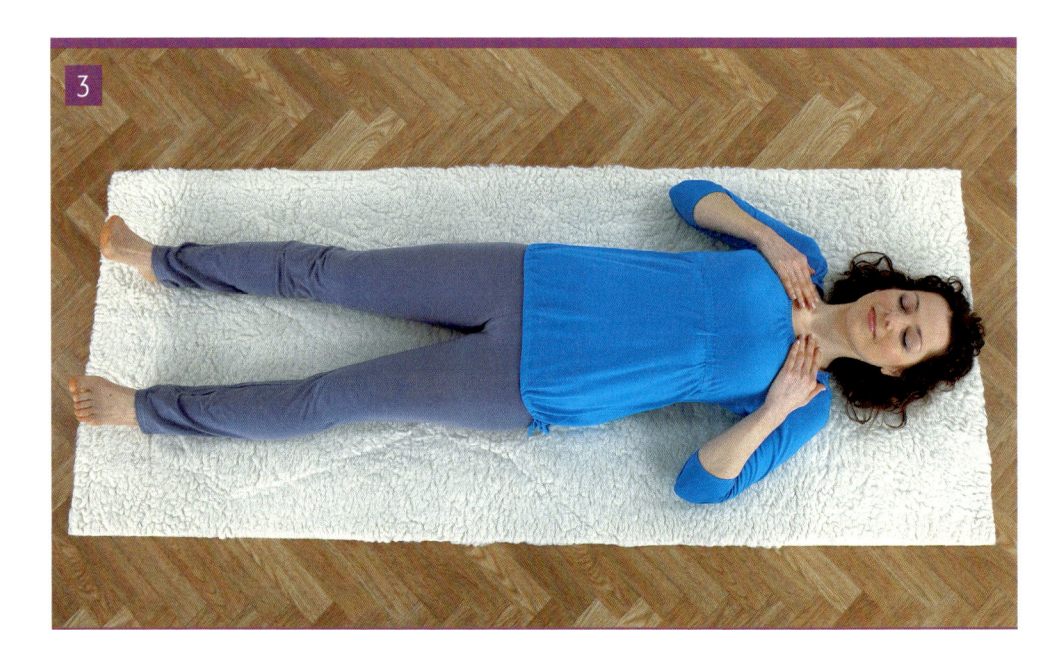

Atem-Meditation – »Dem Atem folgen«

(Übung 2 auf der CD)

Bei der folgenden Übung geht es darum, den Atem aufmerksam zu verfolgen. Ihr Geist sollte dabei wach und klar, aber zugleich auch entspannt sein, was am besten im Sitzen gelingt. Egal, ob auf dem Stuhl oder auf dem Boden – wichtig ist, dass Sie aufrecht und bequem sitzen.

Eine entspannte Grundhaltung

Eine gute Haltung ist der Fersensitz: Dabei knien Sie auf dem Boden und setzen sich auf Ihre Fersen (siehe Bild Seite 24). Wenn Sie möchten, können Sie ein kleines Kissen zwischen Fersen und Gesäß legen.

Sie sitzen aufrecht und entspannt und schließen die Augen. Die Handflächen liegen locker auf den Oberschenkeln. Ebenso wie Ihre innere Stimmung Ihre äußere Haltung beeinflusst, beeinflusst Ihre Haltung auch Ihre Stimmung: Um wach und voller Energie sitzen zu können, sollten Sie die Wirbelsäule möglichst gerade halten. Dehnen Sie den Nacken ein wenig, indem Sie das Kinn leicht zur Brust ziehen. Gesicht und Schultern sind ganz entspannt – lassen Sie alle Anspannungen, die Ihnen noch bewusst werden, mit dem Ausatmen los.

Lassen Sie Ihren Körper still werden – und lassen Sie dann allmählich auch Ihre Gedanken still werden … Folgen Sie mit Ihrer Aufmerksamkeit nun Ihrem Atem: Spüren Sie, wie der Atem kommt und geht. Beobachten Sie Ihren Atem ganz entspannt, ohne etwas zu »machen« oder zu »wollen«. Spüren Sie dabei, wie der Atem sanft durch die Nase ein- und wieder ausströmt.

Versuchen Sie, den weichen Luftstrom genau wahrzunehmen: Vielleicht können Sie spüren, wie der Atem an den Nasenflügeln entlang nach innen fließt – tief in die Nasenhöhle, am Rachen vorbei bis in die feinen Bronchien der Lunge. Beim Ausatmen entweicht die Luft von der Lunge aus durch Luftröhre und Nase wieder nach außen. Forcieren Sie nichts, sondern folgen Sie dem Atem innerlich ganz entspannt. Können Sie fühlen, dass die eingeatmete Luft sich etwas kühler anfühlt als die ausgeatmete? Nehmen Sie sich etwas Zeit, das Ein- und Ausatmen genau zu verfolgen.

Richten Sie Ihre Aufmerksamkeit dann auf den Bauch: Spüren Sie, wie Ihr Bauch sich beim Einatmen leicht dehnt und beim Ausatmen wieder senkt und entspannt. Lassen Sie Ihren Atem einfach kommen und gehen – und beobachten Sie, wie sich das auf Ihre Gefühle und Gedanken auswirkt.

Je ruhiger und sanfter Ihr Atem wird, desto entspannter wird vermutlich auch Ihr Geist. Vielleicht dauert das eine Weile, doch das macht nichts. Geben Sie Ihrem Atem die Zeit, die er braucht, um zur Ruhe zu kommen.

Lenken Sie Ihr Bewusstsein abschließend auf Ihren Körper: Spüren Sie Ihre Sitzhaltung – Beine, Rücken, Schultern und Gesicht. Atmen Sie dann einige Male tief durch – strecken Sie die Arme nach oben, räkeln Sie sich, öffnen Sie die Augen und wenden Sie sich dann wieder Ihrem Alltag zu.

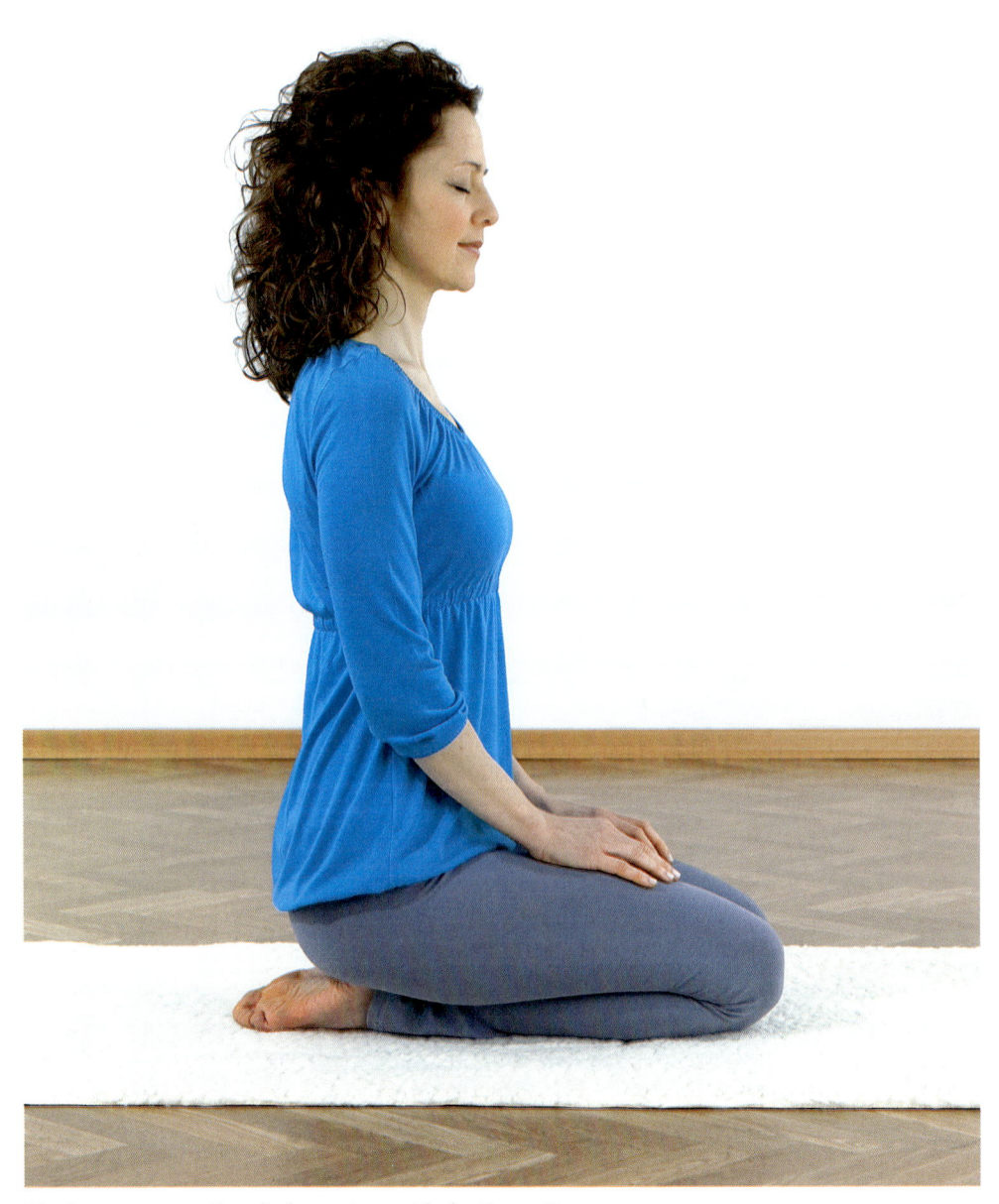

Für eine entspannte Grundhaltung eignet sich der Fersensitz.

Die Tiefatmung – Energie sammeln

(Übung 3 auf der CD)
Die Tiefatmung stammt aus dem Yoga. Bei dieser Übung wird der Atem sanft gelenkt. Ziel ist es, sämtliche »Lufttanks« und damit den ganzen Körper mit frischem Sauerstoff und Energie zu füllen. In der Tiefatmung werden Bauch-, Flanken- und Brustatmung kombiniert. Diese drei Atemweisen haben Sie in der Übung »Atemräume erspüren« (Seite 20 ff.) bereits kennengelernt. Nun geht es darum, sie in einer sanften, wellenförmigen Atembewegung ineinander fließen zu lassen.

Legen Sie sich auf den Rücken, die Arme liegen dicht neben dem Körper und die Handflächen berühren den Boden. Atmen Sie einige Male entspannt im eigenen Atemrhythmus.

Atmen Sie tief durch die Nase aus. Atmen Sie dann langsam durch die Nase ein, wobei Sie eine einfache Armbewegung durchführen, die aus den folgenden drei Phasen besteht:

1 Heben Sie die Arme senkrecht nach oben, bis die Fingerspitzen zur Decke zeigen. Ihre Handflächen stehen sich dabei gegenüber.

2 Öffnen Sie dann die Arme, lassen Sie sie seitlich zum Boden sinken und legen Sie sie waagerecht neben den Körper, die Handflächen zeigen dabei nach oben.

3 Bewegen Sie die gestreckten Arme in einem großen Halbkreis am Boden entlang nach oben. In der Endposition sind die Arme über den Kopf gestreckt. Arme und Hände bleiben jedoch in Kontakt zum Boden. Gehen Sie nur so weit, dass der Bodenkontakt gehalten werden kann.

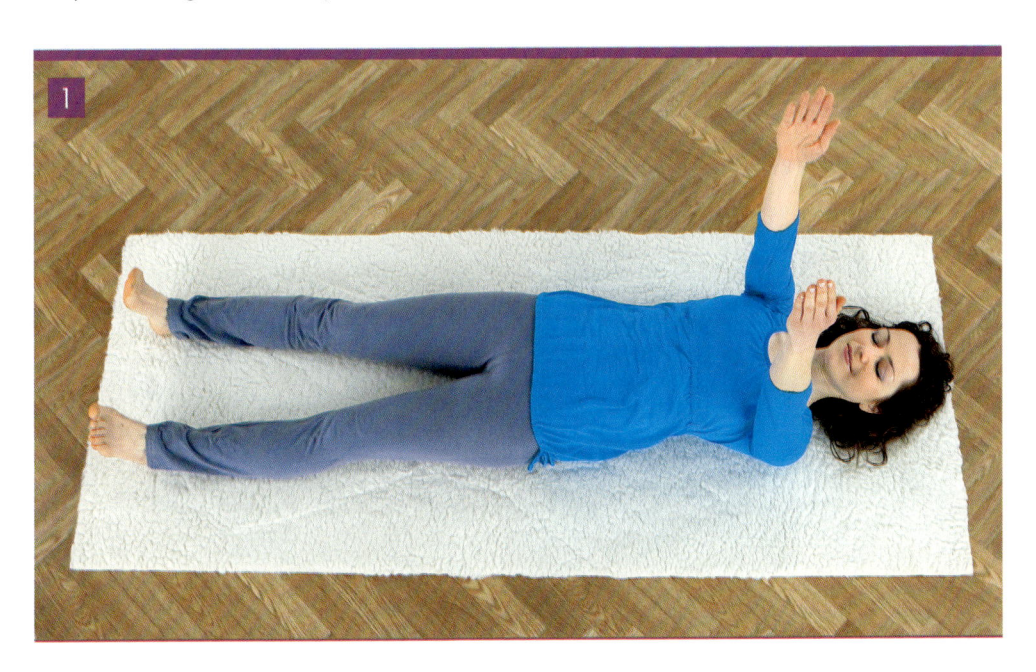

Beim Ausatmen führen Sie die Armbewegung umgekehrt aus: Bringen Sie die Arme zunächst wieder in die Waagerechte, heben Sie sie dann senkrecht nach oben, bis die Finger zur Decke zeigen und von dort aus wieder gerade nach unten neben den Körper.

Die Armbewegung sollte eine Einheit mit dem Atem bilden. Atmen Sie tief, langsam und fließend und bewegen Sie auch die Arme fließend und rund. Wiederholen Sie dies einige Male, um ein Gespür für die Bewegungen zu bekommen.
Sobald Sie die Armbewegung beherrschen, sollten Sie sich ganz auf Ihren Atem konzentrieren.

Bei der Tiefatmung atmen Sie erst in den Bauch. Die Bauchdecke hebt sich dabei sanft. Ist der Bauchraum »gefüllt«, atmen Sie weiter in die Flanken und spüren, wie sich die Rippen dehnen. Abschließend atmen Sie noch nach oben in den Brustkorb.

MEIN TIPP

Mit der Zeit können Sie die Tiefatmung auch ohne Armbewegung durchführen. Legen Sie dann einfach eine Hand auf den Bauch, eine auf die Brust.
Spüren Sie die Wellenbewegung beim Einatmen – erst in den Bauch, dann in die Flanken und zuletzt in die Brust – und in umgekehrter Reihenfolge beim Ausatmen.

Das Ausatmen erfolgt in umgekehrter Reihenfolge: Erst senkt sich der Brustkorb, dann die Rippen und zuletzt der Bauch.
Alle Phasen der Ein- und Ausatmung sollten so fließend ineinander übergehen, dass eine große Wellenbewegung entsteht. Die Tiefatmung ist trotz ihrer Einfachheit eine sehr wirkungsvolle und umfassende Übung. In der Tiefatmung wird Ihr ganzer Organismus und insbesondere das Gehirn mit Sauerstoff und somit mit Energie versorgt. Das bringt eine höhere Konzentrationsfähigkeit mit sich und auch Ihre Sinne werden geschärft. Sollte es geschehen, dass es Ihnen bei der Tiefatmung etwas schwindelig wird, ist das eine leichte Hyperventilation. Das ist nicht weiter bedenklich – doch atmen Sie dann erst einmal etwas langsamer, damit das überschüssige CO_2 abgeatmet werden kann.

Dennoch sollten Sie Ihren Atem auch bewusst begleiten: Atmen Sie tief aus. Beim Einatmen sanft in den Bauch atmen und die Arme senkrecht heben … in die Flanken atmen und die Arme waagerecht zu Boden sinken lassen … in die Brust atmen und die Arme am Boden entlang nach oben bringen. Beim Ausatmen die Luft zuerst aus der Brust entweichen lassen und die Arme im Halbkreis in die Waagerechte bringen … die Luft aus den Flanken entweichen lassen und die Arme gleichzeitig senkrecht nach oben heben … zuletzt den Bauch wieder einsinken und die Arme neben den Körper sinken lassen.

Wiederholen Sie dies 4- bis 5-mal und spüren Sie, wie Sie mit jedem Atemzug Energie aufnehmen und gleichzeitig zur Ruhe kommen.

DIE HEILENDE KRAFT DES ATEMS | 27

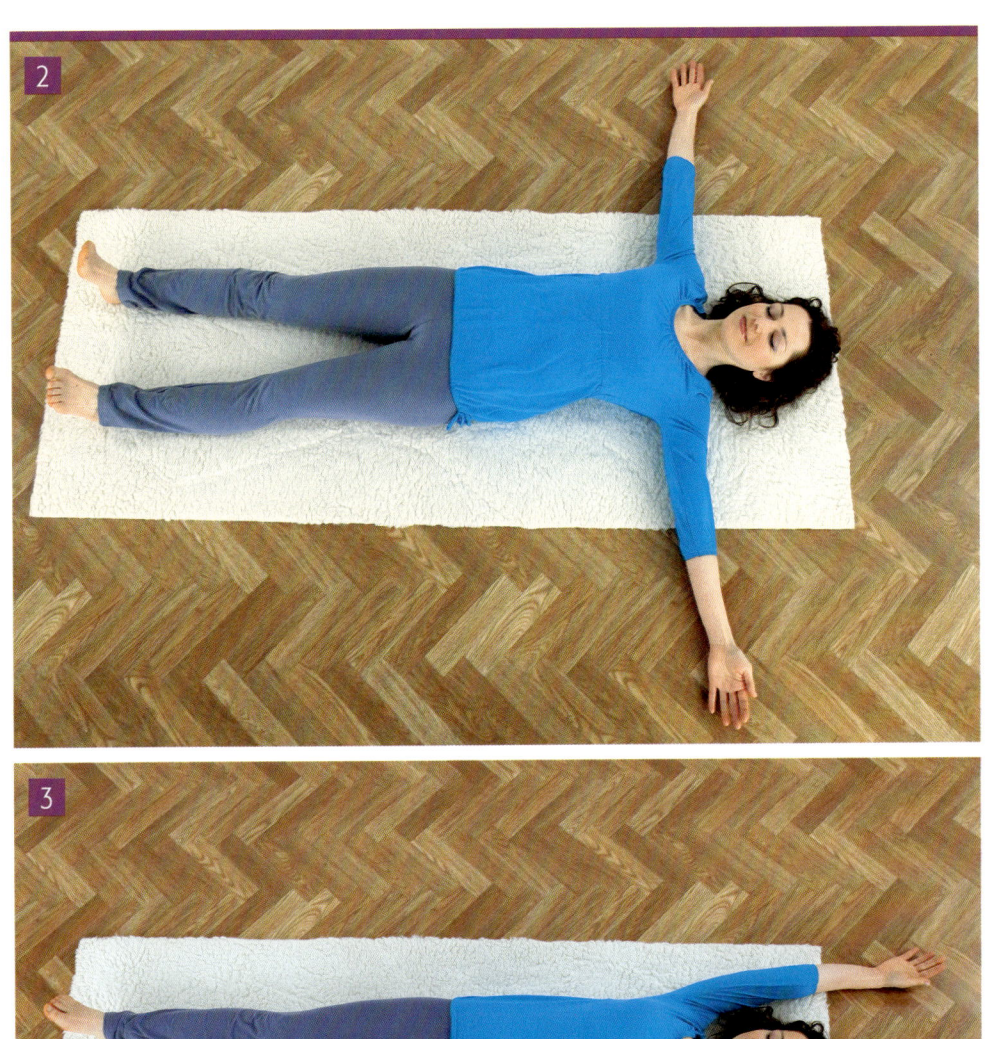

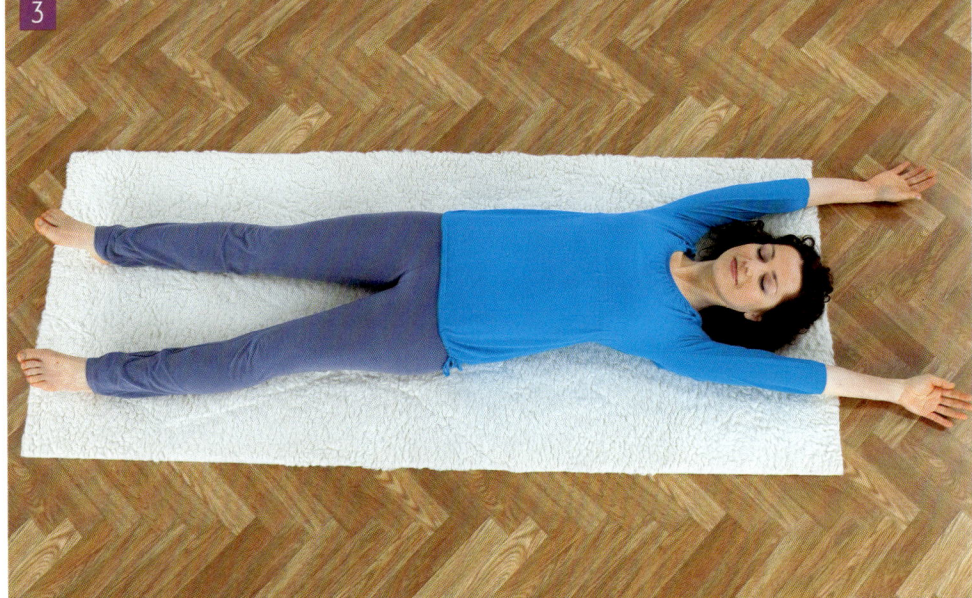

Kleine Atempausen für zwischendurch

Um wieder zu Atem zu kommen oder auch mal richtig »Dampf abzulassen«, müssen Sie nicht unbedingt Atemübungen durchführen. Gerade im Alltag ist es wichtig, zwischendurch kleine Atempausen einzulegen. Oft reicht es schon, einmal herzhaft zu gähnen und den ganzen Körper zu strecken. Im Folgenden lernen Sie einige kurze, aber effektive Übungen kennen, die Sie einerseits mit den bereits vorgestellten Übungen kombinieren, andererseits aber auch zwischendurch »auf die Schnelle« anwenden können, um Energie zu tanken und Ihr körperlich-seelisches Gleichgewicht wieder herzustellen.

Gähnen, seufzen, lachen …

Die einfachste Möglichkeit, zwischendurch einmal tief Luft zu holen und Energieblockaden zu lösen, besteht darin, natürliche Atemimpulse wieder ganz bewusst zuzulassen. Gähnen, Stöhnen, Seufzen, Lachen und Weinen sind Urformen des Atmens. Sie befreien »stecken gebliebene« Gefühle und laden uns innerhalb weniger Sekunden mit frischer Energie auf.

Zugegeben – es schickt sich nicht, in der Oper lauthals zu gähnen oder bei einer Geschäftsbesprechung in Tränen auszubrechen (wenngleich es dazu oft genügend Anlass gäbe); doch Etikette hin oder her – nutzen Sie jede Gelegenheit, Emotionen über den Atem zum Ausdruck zu bringen, und sei's nur im Auto, unter der Dusche oder im stillen Kämmerlein.

Ausatmen entgiftet

In der westlichen und östlichen Atemtherapie wird besonders viel Wert auf die Ausatmung gelegt. Die Ausatmung befreit nicht nur von seelischem Ballast: Beim Ausatmen werden Stoffwechselschlacken, vor allem Kohlendioxid, über die Lunge abgeatmet. Die Ausscheidung von körperlichen Abfallprodukten und damit die Entgiftung funktionieren umso besser, je tiefer das Ausatmen ist. Im Ausatmen liegt somit der Schlüssel zu einer besseren Gesundheit und mehr Wohlbefinden.

Seufzen und stöhnen

Seufzen und Stöhnen sind natürliche Reaktionen auf Belastungen, Spannungen oder Schmerzen. Im Alltag seufzen wir oft, wenn uns

> **MEIN TIPP**
>
> Vertiefen Sie natürliche Atemimpulse wie Seufzen, Lachen oder Weinen ruhig, indem Sie etwas nachhelfen und »schauspielern«. Vor allem, wenn Sie ungestört sind, können Sie üben, laut zu lachen, tief zu gähnen oder zu stöhnen. So beseitigen Sie Hemmungen und schenken sich und Ihrem Atem mehr Freiheit und Wohlbefinden.

alles zu viel wird. Durch Stöhnen können wir besser mit Schmerzen leben, aber auch Lust zum Ausdruck bringen. Beobachten Sie, in welchen Situationen Sie seufzen oder stöhnen und versuchen Sie, diese natürlichen Impulse bewusst zuzulassen.

Lachen und weinen

Lachen und Weinen sind die natürlichsten Formen der Tiefatmung. Wir nehmen dabei viel Sauerstoff auf und kurbeln unseren Kreislauf an. In Lach-Yoga-Kursen lernen Teilnehmer, wieder schallend und ungehemmt zu lachen – eine Fähigkeit, die heute selten geworden ist. Schade, denn Lachen macht nicht nur Spaß, sondern ist auch gesund und hält jung: Untersuchungen haben gezeigt, dass unser Immunsystem nach einem Lachanfall auf Hochtouren läuft. Dasselbe gilt übrigens für das Weinen. Und auch wenn wir wohl alle lieber lachen als weinen: Mit jeder Träne und jedem Schluchzer lösen wir Druck und seelische Schmerzen auf.
Ganz egal also, ob es etwas zu lachen gibt oder die Dinge zum Weinen sind: Lassen Sie Emotionen zu und spüren Sie die befreienden Wirkungen.

Gähnen

Gähnen ist eine herrliche Form der Tiefatmung. Mit einem einzigen Atemzug »durchlüften« wir dabei unsere Lungen und versorgen unser Gehirn blitzschnell mit neuem »Treibstoff«. Nutzen Sie jede Gelegenheit, Ihr Gähnen zu vertiefen, statt es hinter vorgehaltener Hand zu verschlucken. Ob allein oder unter guten Freunden: Je tiefer Sie gähnen und sich dabei strecken und räkeln können, desto entspannter werden Sie sich anschließend fühlen.

Tief ausatmen

Eine einfache Technik, um Stress abzubauen, schwache Nerven zu stärken und Belastendes loszulassen, besteht darin, tief auszuatmen. Gähnen, Stöhnen oder Seufzen verlängern das Ausatmen auf natürliche Weise. Doch Sie können das »Dampfablassen« auch ganz bewusst üben. Oft genügen schon ein bis zwei Minuten, um im Alltag einen Gang hinunterzuschalten und loszulassen.

Bei allen Übungen, die das Ausatmen verlängern, gilt: Übertreiben Sie nicht, da Ihnen sonst schwindlig werden könnte. Meist reichen schon wenige Wiederholungen, um zu entspannen. Die Techniken sind Kurzübungen, die im Alltag immer wieder wie befreiende Seufzer eingesetzt werden können. Weniger ist oft mehr!

Zischen, zischeln, flüstern, wispern …

Es ist gar nicht so einfach, die Überschrift schnell zu sprechen, stimmt's? Allerdings geht es bei den folgenden Übungen nicht um Zungenbrecher, sondern vielmehr um kleine »Atemspiele«. Alle Techniken wirken lösend und befreiend. Außerdem entwickeln sie langfristig die Atemmuskulatur und reinigen den Organismus. Wiederholen Sie jede Übung 4- bis 5-mal.

Zischen: Atmen Sie langsam durch die Nase ein. Beim Ausatmen lassen Sie ein weiches, lang gezogenes »sss« ertönen. Die Ausatmung verlangsamt sich dadurch ganz von selbst.

Teekessel: Sie atmen durch die Nase ein und lassen mit dem Ausatmen ein langes »fff« erklingen – wie ein Teekessel, aus dem die Luft langsam entweicht. Probieren Sie auch einmal aus, den Dampf auf »sch« entweichen zu lassen.

Wind in hohlen Bäumen: Ahmen Sie Windgeräusche nach. Versuchen Sie den Klang zu erzeugen, der entsteht, wenn Wind durch hohle Bäume weht. Versuchen Sie es beim Ausatmen mit »Schuuu« oder »Huuu« – ahmen Sie dabei nicht nur den Klang einer sanften Brise nach, sondern versuchen Sie, den Wind auch einmal aufbrausen und pfeifen zu lassen.

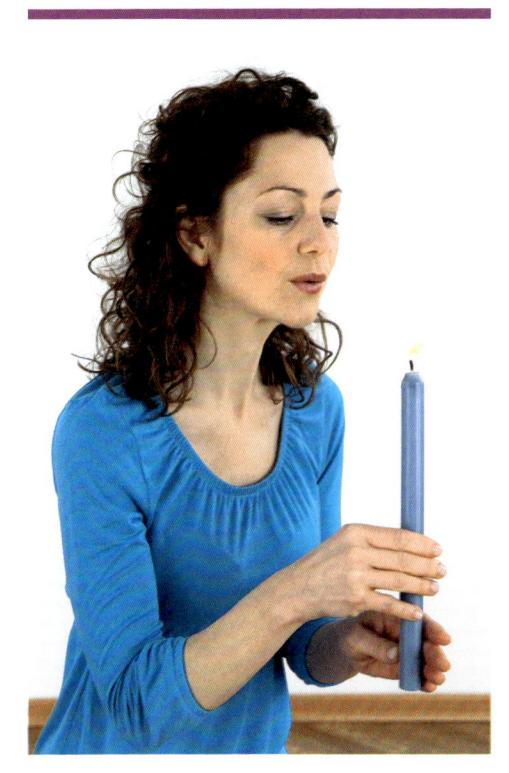

Visualisieren Sie, wie Sie eine Kerze auspusten.

Flüstern: Ob im Auto, beim Spaziergang oder auf dem Sofa – flüstern Sie öfter einmal. Sprechen Sie eine Weile ganz leise – so leise, dass nur Sie selbst hören können, was Sie sagen. Flüstern lenkt die Aufmerksamkeit automatisch auf den eigenen Atem – vor allem auf das Ausatmen.

Variante: Suchen Sie sich ein schönes Gedicht aus und lesen Sie es (sich selbst) im Flüsterton vor. Achten Sie darauf, wie sich das auf Ihre Stimmung auswirkt.

Sanft pusten

Setzen oder legen Sie sich bequem hin. Atmen Sie einige Male in Ihrem Atemrhythmus. Atmen Sie dann normal durch die Nase ein und durch den Mund aus: Bremsen Sie das Ausatmen, indem Sie den Mund so formen, also wollten Sie eine Kerze auspusten.

Pusten Sie die Luft beim Ausatmen langsam aus – allerdings viel sanfter als beim Ausblasen einer Kerze. Stellen Sie sich vor, Sie wollten die Kerze nur leicht zum Flackern bringen, eine sanfte Brise genügt vollkommen.

Wiederholen Sie dies einige Male: durch die Nase einatmen und durch die gerundeten, leicht geöffneten Lippen ausatmen – sanft und langsam.

Führen Sie die Übung mindestens eine Minute lang durch. Um die entspannende Wirkung noch zu erhöhen, sollten Sie die Augen schließen. Stellen Sie sich vor, wie Nervosität, Ängste oder Sorgen sich mit jedem Ausatmen in Luft auflösen.

Unterstützen Sie dieses Gefühl durch die Vorstellung, dass Sie mit dem Einatmen alle negativen Gefühle sammeln, um sie dann mit dem Ausatmen hinauszupusten.

Nervenstärkende Atmung

Sie können Ihre Atmung bewusst dazu einsetzen, um Ihren seelischen Zustand zu beeinflussen. Dies ist vor allem dann sinnvoll, wenn Sie unter Anspannungen stehen oder wenn belastende Emotionen wie Ärger oder Sorgen Ihnen das Leben schwer machen.

Sie können die folgende, dynamische Atemübung zwischendurch gezielt nutzen um Balast »wegzuatmen«. Die Technik hilft Ihnen, die Nerven zu bewahren, und sie lädt Sie innerhalb kürzester Zeit mit neuer Energie auf.
Die Übung wird im Stehen durchgeführt. Um möglichst stabil stehen zu können, sollten Ihre Beine leicht gegrätscht sein – die Füße stehen etwas mehr als schulterbreit auseinander, und die Fußspitzen weisen ein wenig nach außen.

Achten Sie darauf, dass der Rücken gerade ist. Stehen Sie möglichst aufrecht, aber zugleich entspannt. Schultern und Gesicht sind locker und die Arme hängen passiv an den Seiten.

Schließen Sie nun die Augen und spüren Sie mit den ganzen Fußsohlen den Boden, um sich innerlich gut zu »verwurzeln«. Heben Sie dann langsam die gestreckten Arme vor dem Körper bis in die Waagerechte (so als würden Sie schlafwandeln). Atmen Sie in dieser Position ein paar Mal entspannt durch.

1 Beginnen Sie nun mit der nervenstärkenden Atmung: Bilden Sie dazu mit den Händen Fäuste – die Handrücken zeigen dabei nach oben. Atmen Sie tief durch den Mund aus.

Ziehen Sie nun die Fäuste in einer schnellen, aber fließenden Bewegung zur Brust und atmen Sie dabei gleichzeitig rasch durch die Nase ein.

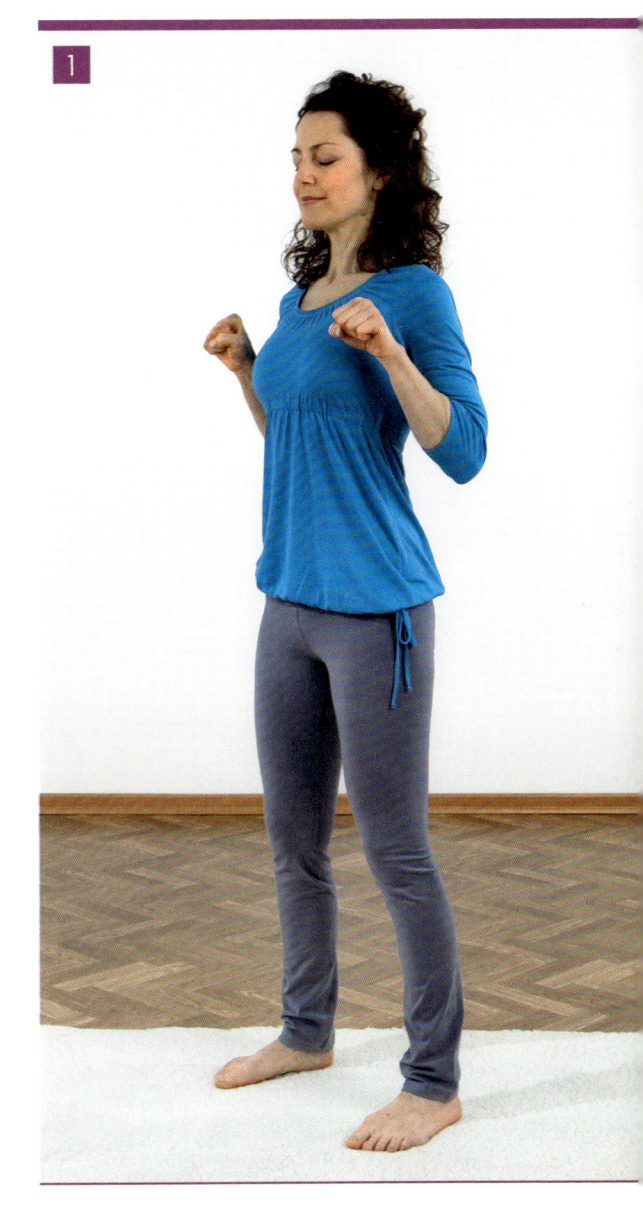

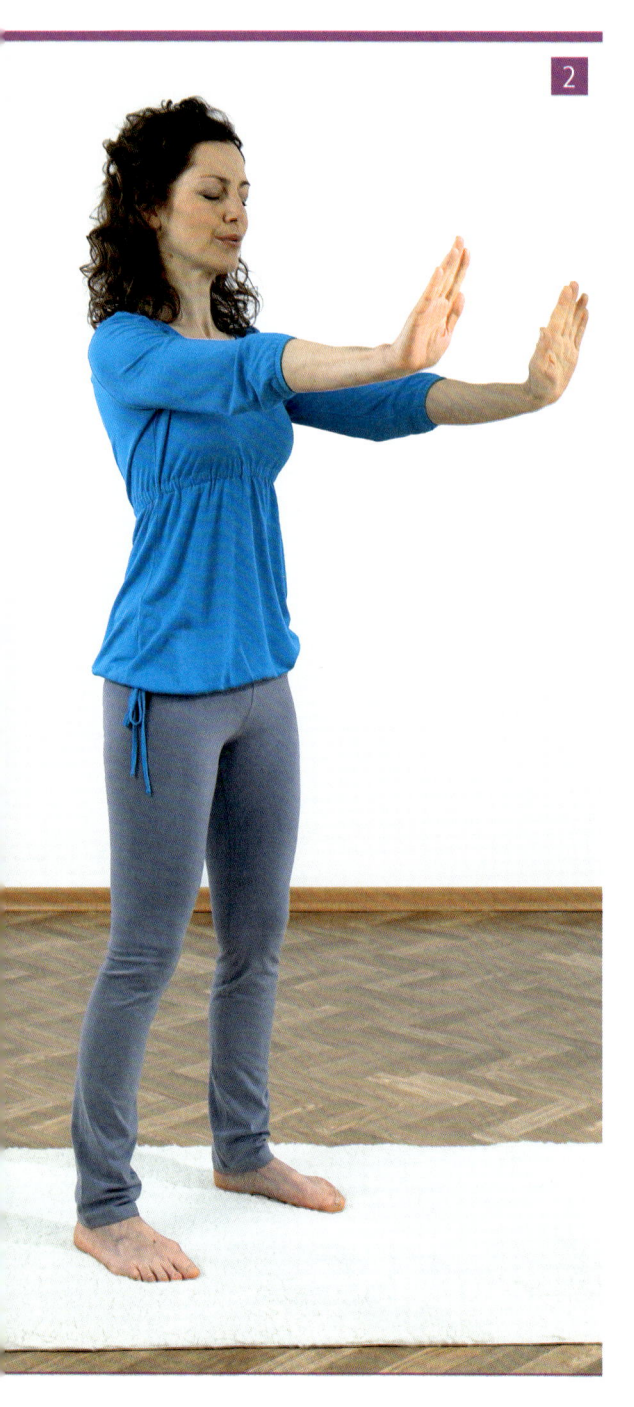

2 Öffnen Sie die Fäuste wieder und schieben Sie die angewinkelten Handflächen langsam nach vorne bis die Arme gestreckt sind – dabei atmen Sie tief durch den Mund aus.
(Führen Sie die schiebende Bewegung mit angespannter Muskulatur durch. Sie können sich dazu vorstellen, dass Sie eine Liegestütze gegen die Wand machen oder einen schweren Gegenstand vom Körper wegschieben.)

Pusten Sie alle Luft gründlich durch den leicht geöffneten Mund aus – die Ausatmung sollte jeweils etwa viermal so lange dauern wie die Einatmung.

Sobald Sie vollständig ausgeatmet haben, schließen Sie die Hände wieder zu Fäusten, atmen schnell durch die Nase ein und ziehen gleichzeitig die Fäuste zur Brust.

Wiederholen Sie diesen Zyklus mindestens 5-mal, und beenden Sie die Übung mit einer tiefen Ausatmung durch den Mund.
Lassen Sie die Arme abschließend locker sinken, bis sie wieder neben Ihrem Körper hängen.

Atmen Sie jetzt wieder normal durch die Nase. Spüren Sie der Übung noch ein paar Atemzüge lang nach – am besten schließen Sie dabei die Augen.
Beobachten Sie, ob sich etwas verändert hat. Fühlen Sie sich belebter, freier oder wacher? Erleben Sie, wie Ihr Atem nach der Übung allmählich ganz von selbst wieder zur Ruhe kommt und wie sich dadurch auch in Ihrem Denken und Fühlen Belastungen auflösen (können).

Vokalvibrationen

Um das Ausatmen zu verlängern, können Sie auch die Vokale nutzen. Indem Sie Vokale zum Erklingen bringen, erzeugen Sie sanfte Vibrationen, die für eine innere Massage sorgen und Blockaden lösen. Je nach Vokal, den Sie ertönen lassen, werden verschiedene Körperbereiche in Schwingung versetzt.

Dunkle Vokale beruhigen

Um Stress abzubauen und zu entspannen, eignen sich die dunklen Vokale besser als die hellen. Während »I« und »E« vor allem im Schulter-, Flanken- und Kopfbereich schwingen, bringen »U« und »O« besonders den Beckenraum und die Mitte des Rumpfes in Resonanz.

Die dunklen Vokale wirken beruhigend, die hellen eher anregend. Das »A« liegt in der Mitte, es bringt den ganzen Körper in Schwingung und eignet sich ebenso wie »U« und »O« gut für den Einstieg.

Da jeder Vokal sich auf jeden Menschen etwas unterschiedlich auswirkt, sollten Sie ein wenig herumprobieren und Ihre eigenen Erfahrungen sammeln.

Die Übungsausführung

Sie können die Übung stehend, sitzend oder liegend ausführen. Wählen Sie einen Vokal, zum Beispiel das »O«. Atmen Sie einige Male entspannt durch und schließen Sie die Augen. Formen Sie die Lippen zu einem »O« – und lassen Sie den Vokal mit jedem Ausatmen sanft

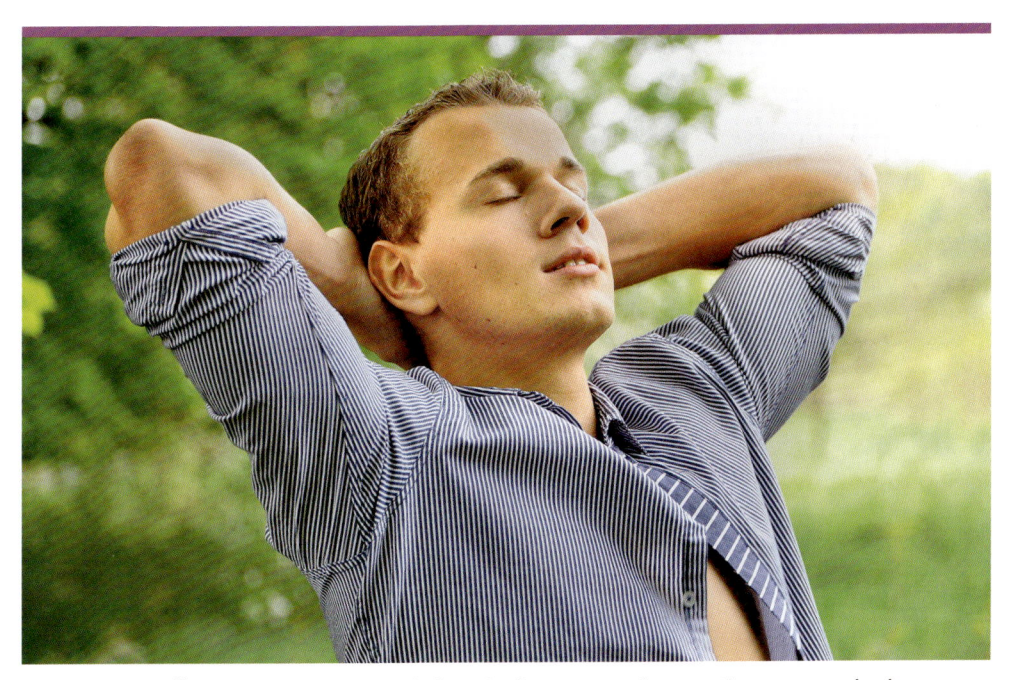

Um sich auf die Übung einzustimmen, schließen Sie die Augen und atmen Sie entspannt durch.

erklingen. Strengen Sie Ihre Stimme jedoch nicht an, sondern hängen Sie den Vokal einfach an Ihren Ausatem-Strom an.

Experimentieren Sie mit dem Vokal. Nehmen Sie sich etwas Zeit, die für Sie optimale Tonhöhe und Lautstärke herauszufinden. Spüren Sie, wie sich Ihr Atem durch das Singen der Vokale immer mehr verlängert und entspannt.

Mantras singen
Eine interessante Variante der Vokalvibration ist das Singen von Mantras. Sie werden vor allem im Fernen Osten angewendet, wo sie als »heilige Urlaute« gelten.
Das bekannteste Mantra ist »OM« (oder auch »AUM«). Mit diesem Mantra können Sie genauso arbeiten wie mit den reinen Vokalen. Einziger Unterschied: Das lang gezogene »Ooo« klingt dabei auf ein sanftes »mmm« aus. Wichtig ist, dass Sie dabei immer durch die Nase einatmen und das »OM« möglichst entspannt und eher leise ertönen lassen.
Nicht umsonst ist diese Technik auch in der Meditation beliebt, da sie relativ schnell zu tiefer Entspannung und einem klaren, wachen Geist führt.

Lungen-Achtsamkeitsübung

Die folgende Übung ist zugleich ein interessantes Experiment. Sie zeigt, wie sehr sich unsere Vorstellungskraft auf das Atmen auswirkt und erweitert dabei unsere Atemräume:

Atmen Sie 3-mal tief ein und wieder aus. Atmen Sie nun langsam ein und konzentrieren Sie sich darauf, wie die Luft durch das linke Nasenloch einströmt (natürlich kommt die Luft auch durch das rechte Nasenloch, Sie konzentrieren sich jetzt aber nur auf die linke Seite).

Achten Sie darauf, wie die Luft an der linken Seite der Luftröhre in die linke Lunge fließt und sich in der linken Lunge verteilt. Jetzt atmen Sie aus und verfolgen wieder den Weg der Luft aus der linken Lunge, durch die Luftröhre und durch das linke Nasenloch. Wiederholen Sie das 5-mal. Konzentrieren Sie sich dabei immer auf die linke Seite und den Weg der Luft in die linke Lunge und zurück.

Atmen Sie nun ganz normal weiter: Spüren Sie einen Unterschied zwischen rechter und linker Seite? Wahrscheinlich sind Sie ziemlich erstaunt, wie groß dieser Unterschied ist.

Um beide Seiten wieder ins Gleichgewicht zu bringen, sollten Sie die Übung dann auch mit der rechten Seite durchführen.

Die Wechselatmung

Die Übung stammt aus dem Yoga. Im Gegensatz zu vielen Yoga-Atemtechniken ist sie auch für Anfänger gefahrlos durchführbar und auch für »Nicht-Yogis« zu empfehlen. Die Wechselatmung regt die Entgiftung an, baut Stress ab, verbessert die Konzentration und wirkt beruhigend.

Wählen Sie eine bequeme Sitzhaltung, der Rücken sollte aufrecht gehalten werden.

Schließen Sie die Augen und atmen Sie einige Male entspannt durch. Atmen Sie jetzt tief aus.

1 Legen Sie dann den rechten Daumen an den rechten Nasenflügel. Drücken Sie sanft gegen die Nase, um Ihr rechtes Nasenloch zu schließen. Atmen Sie langsam und tief durch das linke Nasenloch ein.

Am Ende der Einatmung verschließen Sie das linke Nasenloch. Legen Sie dazu Ringfinger und kleinen Finger aneinander und drücken Sie sanft gegen das linke Nasenloch. Gleichzeitig öffnen Sie das rechte Nasenloch wieder, indem Sie den Daumen lösen.
Atmen Sie jetzt langsam und leise durch das rechte Nasenloch aus. Sobald alle Luft ausgeatmet ist, atmen Sie rechts gleich wieder ein. Das linke Nasenloch bleibt verschlossen.
Am Ende der Einatmung wechseln Sie wieder die Fingerstellung: Sie verschließen das rechte Nasenloch mit dem Daumen und atmen links tief aus und anschließend gleich wieder ein.

Wiederholen Sie diesen Zyklus mindestens 10-mal in Ihrem eigenen Rhythmus.
Lassen Sie sich danach noch etwas Zeit, den Wirkungen der Übung nachzuspüren.

Den Rhythmus finden
Besonders gleichmäßig und ruhig atmen Sie, wenn Sie beim Ein- und Ausatmen innerlich jeweils langsam bis sechs (oder acht) zählen. Je langsamer und sanfter Sie atmen, desto besser. Falls Sie durch das Zählen jedoch »außer Atem« kommen, sollten Sie einfach nur beobachten, wie Ihr Atem ein- und ausströmt. Das Schema im Überblick:

- Zunächst tief durch die Nase ausatmen – rechtes Nasenloch schließen.
- Durch das linke Nasenloch einatmen – links schließen.
- Rechts ausatmen – rechts einatmen – rechts schließen.
- Links ausatmen – links einatmen – links schließen (usw.).

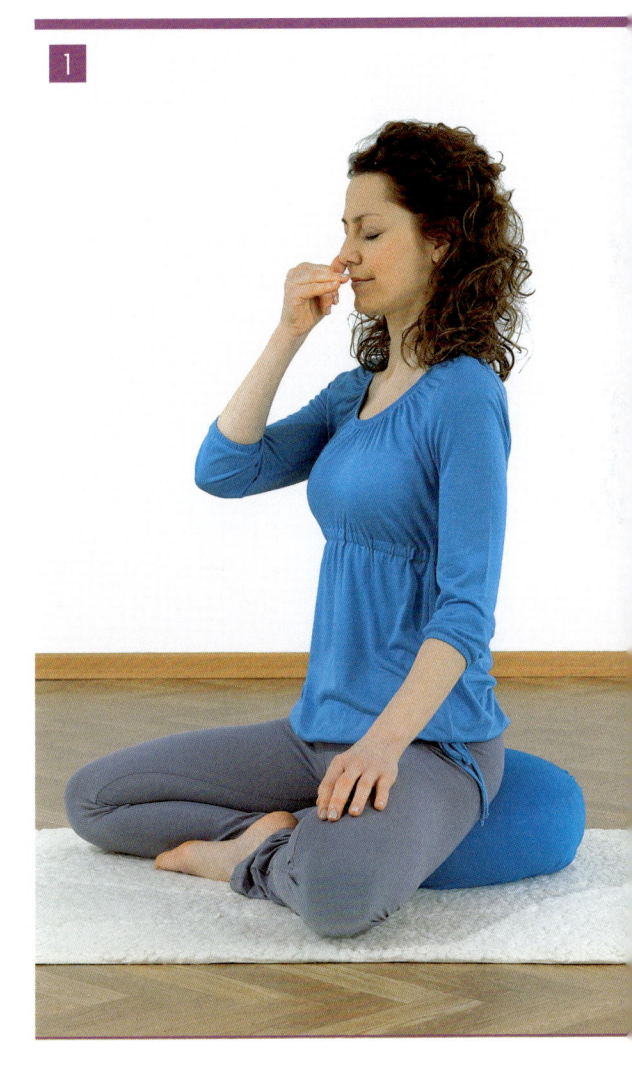

Richtig atmen – atmend entspannen

Gönnen Sie sich kleine Pausen, um Spannungen in Körper und Seele zu lösen. Mehr spüren, weniger denken! Entspannung ist eine wunderbare Sache. Wer entspannt lebt, kann sich jede Menge Ärger, Streitereien und Sorgen ersparen. Ein entspannter Mensch verschwendet darüber hinaus viel weniger Energie, während auch noch so kleine Anspannungen die Lebensenergie blockieren und Kräfte rauben.

seinen Kopf (oder besser gesagt: dessen Inhalt) loszulassen. »Beschwerende« Gedanken und belastende Gefühle erzeugen Stress und machen es uns unmöglich, entspannt und ausgeglichen zu sein. Doch glücklicherweise kann man Entspannung üben. Dabei gilt es vor allem, sein Bewusstsein mehr und mehr auf seinen Körper und seinen Atem zu lenken und das »Grübelkarussell« zum Stillstand zu bringen.

»Loslassen« muss man üben

»Auf Befehl« funktioniert Entspannung leider nicht, sondern nur durch »Loslassen«. Und der wichtigste Entspannungsschritt besteht darin,

Autogenes Training – »Es atmet mich«

(Übung 4 auf der CD)
Das Autogene Training kann Sie in wenigen

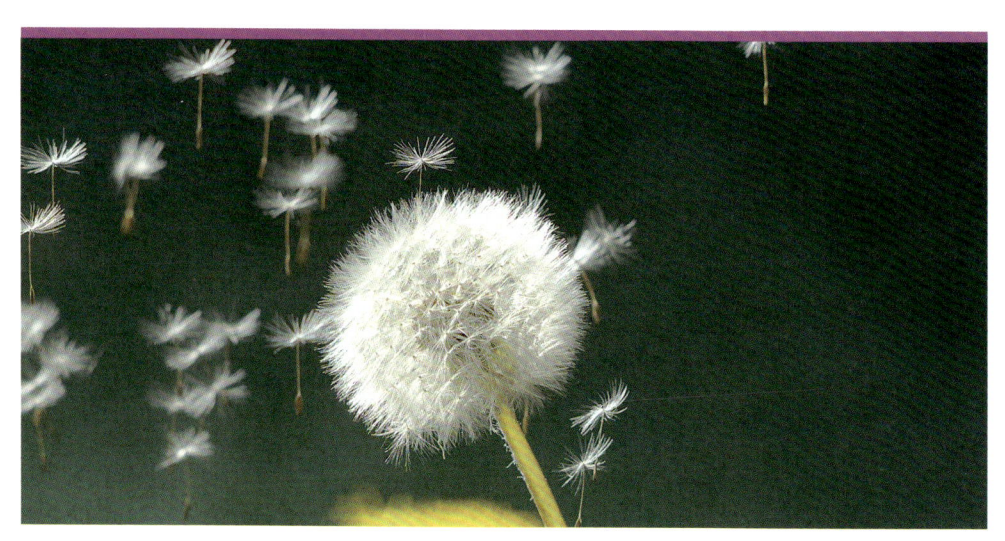

Lassen Sie zu, dass Ihr Atem *Sie* atmet.

Minuten in einen tiefen Entspannungszustand bringen. Am einfachsten funktioniert das, indem Sie sich den folgenden Text langsam vorlesen lassen oder die beiliegende CD benutzen. Sie können sich die einzelnen »Stationen« aber auch einprägen, wozu Sie jedoch etwas Übung brauchen. Bei der folgenden Variante des Autogenen Trainings liegt der Schwerpunkt auf der Atmung.

1 Nehmen Sie eine entspannte Liegehaltung ein. Legen Sie die Arme parallel neben den Körper und die Beine entspannt nebeneinander. Dann legen Sie eine Hand auf Ihren Bauch, wobei sich der Daumen in der Höhe des Bauchnabels befindet. So spüren Sie am besten Ihre Atembewegungen, während sich die Bauchdecke senkt und hebt.
Schließen Sie nun die Augen. So ist es leichter, sich nach innen zu konzentrieren. Innerlich sagen Sie sich dabei: Ich bin ganz ruhig.

In diesem Zustand bemerken Sie vielleicht, dass ein Arm oder eine Hand etwas schwerer ist als die andere. Ein Arm ist etwas schwerer als der andere, er ist immer etwas schwerer, und langsam wird auch der andere Arm schwer und entspannt … Beide Arme werden langsam schwer und entspannt … und diese Schwere wandert … über die Schulter zum Kopf, auch der Kopf wird angenehm müde … die Schwere wandert weiter zum Oberkörper, von dort aus zum Bauch … in die Beine … und die Füße … bis der ganze Körper schwer und entspannt ist.

Vielleicht bemerken Sie jetzt, dass auch ein Arm etwas wärmer ist als der andere. Ein Arm ist wärmer und langsam wird auch der andere Arm warm und schwer. Und dieses Gefühl der Schwere, der Wärme und der Entspannung wandert langsam über die Schultern in den Kopf und der Kopf wird langsam müde … Die Wärme wandert weiter über den Hals in den

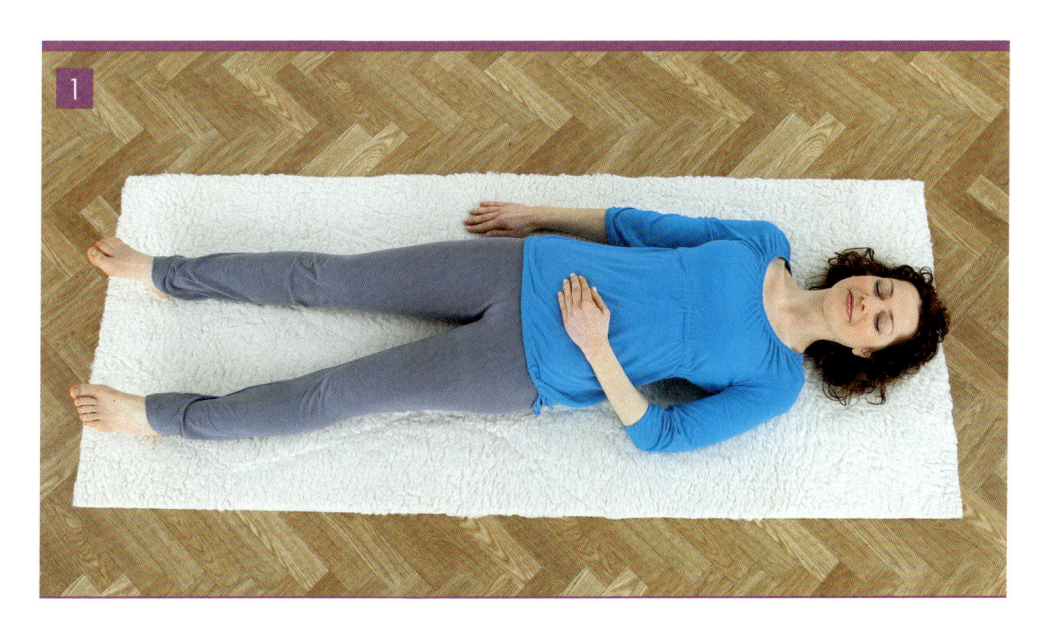

Oberkörper, hin zum Bauch und weiter in die Füße … Der ganze Körper ist nun schwer und warm.

Nun können Sie sich auf Ihre Atmung konzentrieren … Ihr Atem kommt und geht … wie die Wellen des Meeres … Atmen Sie immer wieder tief ein und aus, bis Sie bemerken, dass Sie beim Ausatmen immer tiefer entspannen können.

Spüren Sie, wie der Atem kommt und geht … Lassen Sie sich einfach von Ihrem Atem tragen. Mit jedem Atemzug gelangen Sie tiefer und tiefer in einen angenehmen Trancezustand und mit jedem Ausatmen verstärkt sich die Entspannung.

Innerlich sagen Sie zu sich den Satz: Es atmet mich … Ähnlich, wie eine Mutter ihr Kind wiegt, kommen auch Sie mit jedem Atemzug in einen immer tieferen Zustand der Ruhe. Beim Einatmen tanken Sie Energie … und beim Ausatmen spüren Sie die tiefe Entspannung … Genießen Sie dieses angenehme Wiegegefühl. Genießen Sie und lassen Sie Ihren natürlichen Atemrhythmus dabei ganz von selbst entstehen.

Und während Sie tief ein- und ausatmen, können Gedanken und Bilder aus Ihrem Unbewussten emporsteigen. Lassen Sie diese Bilder einfach wie Wolken vorbeiziehen …

Wenn sich jedoch ein besonders eindrucksvolles Bild einstellt, so merken Sie es sich für später, ohne darüber nachzudenken. Vielleicht bietet es ja eine Lösung für ein Problem, das Sie schon lange mit sich herumtragen …

Lenken Sie Ihre Aufmerksamkeit dann wieder zu Ihrem Atem … Spüren Sie, wie die frische Luft zunächst durch Luftröhre und Bronchien und schließlich bis tief in den Bauch strömt. Die Hand, die auf dem Bauch liegt, hebt und senkt sich dabei … Sie spüren auch die Frische und Kraft, die von der eingeatmeten Luft ausgeht. Der Sauerstoff gelangt mit ihr in den gesamten Körper … wie eine Kraftquelle, die Sie vollkommen erfüllt.

Sie können die frische Energie in jeder einzelnen Zelle spüren. Gestärkt mit neuer Kraft und Zuversicht kehren Sie nun langsam wieder in die Gegenwart zurück.

Die Ruhe, Gelassenheit und Energie, die Sie während der Übung erfahren haben, wird sich auf Ihre täglichen Handlungen übertragen und Ihnen dabei helfen, Ihr Leben glücklicher und harmonischer zu gestalten.

Das Aufwachen

Sie wachen jetzt langsam in 6 Schritten wieder auf: Zählen Sie langsam rückwärts von 6 bis 1.

- Bei 6 werden die Beine wieder frei und beweglich, Müdigkeit und Schwere verschwinden.
- Bei 5 wird der Bauch wieder frei, Müdigkeit und Schwere verschwinden.
- Bei 4 wird der Oberkörper wieder frei, Müdigkeit und Schwere verschwinden.
- Bei 3 werden die Arme frei und beweglich, Müdigkeit und Schwere verschwinden.
- Bei 2 wird der Kopf frei und frisch, Müdigkeit und Schwere verschwinden.
- Und bei 1 können Sie die Augen öffnen.

Fantasiereise – »Blauer Himmel, warmer Wind …«

(Übung 5 auf der CD)
Nutzen Sie die Kraft Ihrer Fantasie, um abzuschalten und Kraft zu tanken. Die folgende Übung lädt Sie dazu ein, innere Bilder entstehen zu lassen, die tiefe Entspannung und eine freie Atmung bewirken.

1 Suchen Sie sich einen ruhigen Platz und schließen Sie langsam die Augen. Sie spüren, wie Sie bequem liegen oder sitzen, eine angenehme Schläfrigkeit stellt sich ein … Ihre Muskeln werden schwer und warm …

Innerlich konzentrieren Sie sich jetzt auf Ihren Atem … Sie atmen langsam ein und wieder aus – und spüren, wie die Luft beim Einatmen sanft in Ihren Brustkorb strömt … wie angenehme warme Luft Ihre Lungen füllt … Sie atmen tiefer, in den Bauch hinein und atmen die verbrauchte Luft wieder aus.

Es ist ein langsames Hin- und Herwiegen, ähnlich dem Wind, der über eine Blumenwiese streicht, die Halme wiegen sich im Wind hin und her … und ähnlich wiegt sich auch Ihr Körper … Sie stimmen mit Ihrem Körper ein in diese Wiegebewegung … atmen den Windhauch ein und fühlen sich gestärkt.

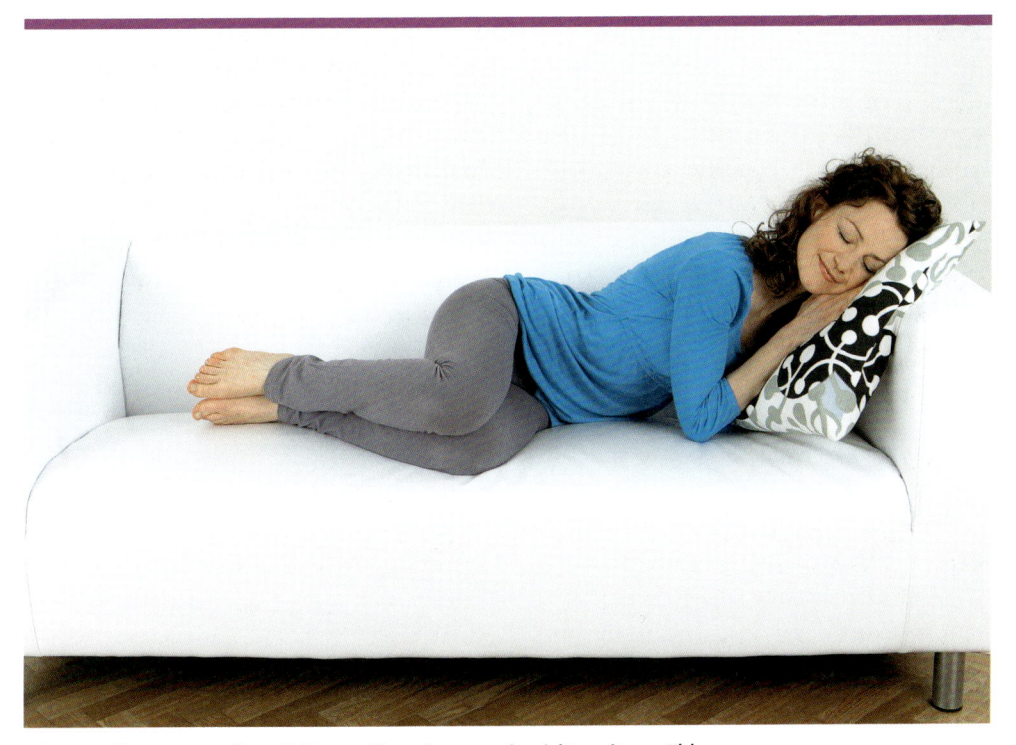

Träumen Sie, von was Sie möchten – Sie müssen es ja nicht weitererzählen.

Viele verschiedene Blumen und Heilkräuter sind auf dieser Wiese, zunächst erscheinen nur leuchtende Farbtupfer, einige nehmen eine deutlichere Gestalt an …

Sie atmen weiter tief ein und aus. Langsam tauchen vor Ihrem inneren Auge weitere Farben auf: Es sind die Blumen einer Sommerwiese … immer deutlicher erkennen Sie die Wiese … und immer deutlicher können Sie die Einzelheiten auf dieser grünen Wiese erkennen. Aus leuchtenden Farben werden wunderschöne Sommerblumen …

Der Himmel wölbt sich jetzt blau über Ihnen und die Sonne scheint. Mit jedem Atemzug tanken Sie die Kraft und Energie der wärmenden Sonne … Goldene Strahlen durchfluten Sie, während beim Ausatmen alles Belastende und alle Sorgen entweichen können.

Die Blumen tanzen im Wind und Sie entdecken unter ihnen eine Blüte, eher eine Knospe, die sich gerade öffnen will … und wie im Zeitraffer erleben Sie, wie sich die Blütenblätter immer weiter öffnen … ähnlich wie auch in Ihrem Leben immer mehr Geheimnisse zum Vorschein kommen werden, während Sie weiter zum eigentlichen Kern vordringen, bis das Leben in seiner vollen Entfaltung vor Ihnen liegen wird.

Mit diesem Bild machen Sie sich auf den Weg. Sie streifen die Schuhe ab und gehen zunächst durch diese Sommerwiese … Ihre Füße streifen durch das hohe Gras, während sich plötzlich vor Ihren Füßen ein Weg eröffnet und sich hinter Ihnen wieder schließt … Sie gehen diesen Weg entlang … und im Gehen spüren Sie Ihren gleichmäßigen Atem. So machen Sie sich auf den Weg, der Sie zu Ihrer eigenen Kraftquelle führen wird …

Sie wanden den Weg entlang, bis Sie in der Umgebung eine Quelle hören. Hier wird die Luft etwas kühler und feuchter … Schließlich entdecken Sie das sprudelnde Wasser Ihrer persönlichen Kraftquelle … Sie trinken von diesem Wasser und benetzen Ihr Gesicht und Ihre Hände … Dann setzen Sie sich auf das kühle Moos und ruhen sich einen Moment lang aus, während Sie den Geräuschen des Waldes eine Weile lauschen – dem Wispern des Windes im Laub, dem Gezwitscher der gefiederten Gesellen.

Gestärkt machen Sie sich auf den Rückweg … Allmählich gelangen Sie wieder auf die Wiese, Sie spüren die goldenen Strahlen der Sonne, die Ihre Haut erwärmen und ein wohliges warmes Gefühl durch den Körper fließen lassen … Dabei atmen Sie tief ein und aus, und Ihr Atem fließt ruhig und gleichmäßig durch Sie hindurch … die warme Luft erwärmt Ihren ganzen Körper von innen.

Atmen Sie bewusst tief ein und aus … und spüren Sie nun, wie Sie mit jedem Atemzug wieder mehr und mehr mit der Erde verbunden sind.

Atmen Sie ein paar Mal kräftig ein und aus … strecken und recken Sie sich, öffnen Sie die Augen und kehren Sie wieder in Ihren Alltag zurück: Frisch und voller Energie wachen Sie wieder auf.

Ausatmen und loslassen

(Übung 6 auf der CD)
Im Alltag halten wir in Stressmomenten oft unwillkürlich den Atem an – und reagieren dann mit einem erleichterten Seufzer, sobald das Problem gelöst ist. In der folgenden Übung nutzen Sie die befreiende Wirkung des Ausatmens in Kombination mit der An- und Entspannung wichtiger Muskeln.
Legen Sie sich entspannt auf den Rücken und schließen Sie die Augen. Nehmen Sie sich etwas Zeit, zur Ruhe zu kommen und Ihren Körper zu entspannen.

1 Atmen Sie tief aus. Einatmend heben Sie dann Ihr linkes Bein ein kleines Stückchen vom Boden ab und spannen dabei die Beinmuskeln an … Ausatmend legen Sie das Bein wieder auf den Boden und entspannen Oberschenkel und Wade. Wiederholen Sie dies 2-mal.

Mit dem nächsten Einatmen heben Sie nun das rechte Bein ein bis zwei Zentimeter vom Boden ab.
Halten Sie das Bein gestreckt und spannen Sie die Beinmuskeln an … Ausatmend lassen Sie das Bein locker fallen und entspannen alle Muskeln. 2-mal wiederholen.

2 Atmen Sie dann wieder ein, formen Sie mit der linken Hand eine Faust und heben Sie den linken Arm ein kleines Stück vom Boden ab. Spannen Sie dabei die Unter- und Oberarmmuskeln fest an … Dann ausatmen und den Arm locker fallen lassen.
2-mal wiederholen.

Verfahren Sie ebenso mit dem rechten Arm. Einatmend eine Faust machen, den Arm etwas abheben, die Muskeln anspannen … ausatmend wieder loslassen und den Arm fallenlassen. Das Ganze 2-mal wiederholen.

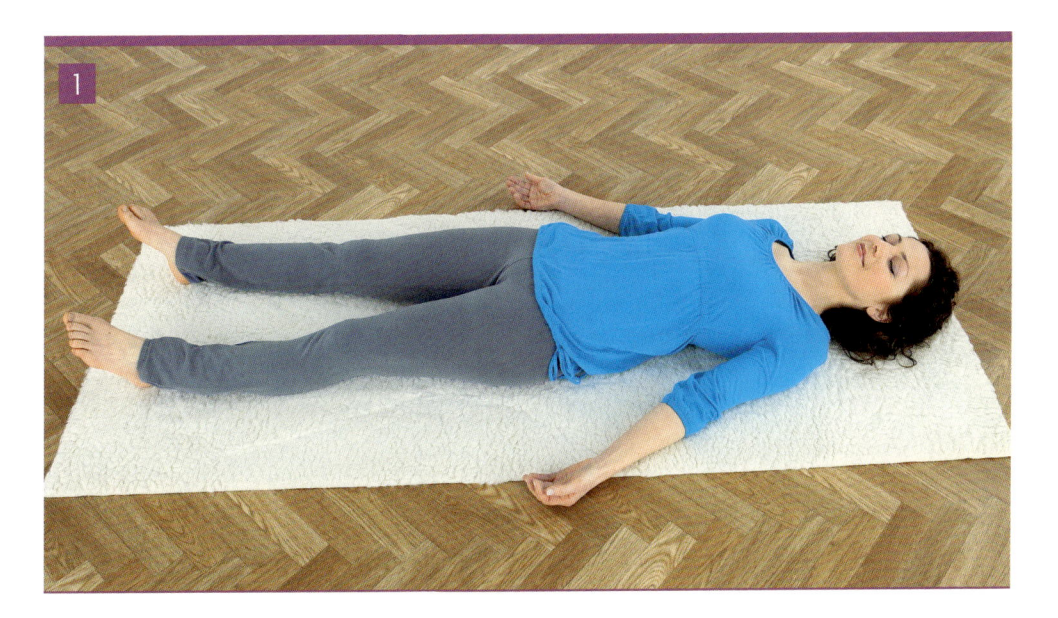

Nun folgt das Gesäß: Mit dem Einatmen spannen Sie die Pomuskeln kräftig an … dann ausatmen und entspannen. Wiederholen Sie das noch 2-mal.

Spannen Sie jetzt die Bauchmuskeln an. Einatmend drücken Sie dazu den unteren Rücken fest gegen den Boden … ausatmend wieder entspannen und das 2-mal wiederholen.

Mit dem nächsten Einatmen ziehen Sie die Schultern nach oben zu den Ohren. Spannen Sie die Schulter- und die obere Rückenmuskulatur an … Ausatmend die Schultern wieder weich nach unten sinken lassen. Wiederholen Sie das 2-mal.

Zuletzt heben Sie den Kopf einen Zentimeter vom Boden ab und ziehen gleichzeitig alle Gesichtsmuskeln zusammen – so als hätten Sie in eine Zitrone gebissen –, dabei einatmen.

Beim Ausatmen den Kopf weich sinken lassen und alle Gesichtsmuskeln entspannen. Wiederholen Sie diesen Ablauf noch 2-mal.

Spüren Sie abschließend in Ihren Körper hinein … Können Sie noch Anspannungen aufspüren? Wenn ja, dann geben Sie diese mit jedem Ausatmen einfach an den Boden ab.
Mit jedem Ausatmen können Sie Sorgen, Befürchtungen und Ängste abgeben und loslassen … Atmen Sie alles aus, was Sie belastet – ob Wut, Ärger oder innere Unruhe.

Nehmen Sie sich noch etwas Zeit, um den gelösten, entspannten Zustand zu genießen. Um die Übung zu beenden, spüren Sie noch einmal kurz die Schwere Ihres Körpers. Dann einige Male tief durchatmen, die Arme über den Kopf strecken und sich genüsslich räkeln. Öffnen Sie jetzt die Augen und wenden Sie sich wieder Ihrem Alltag zu.

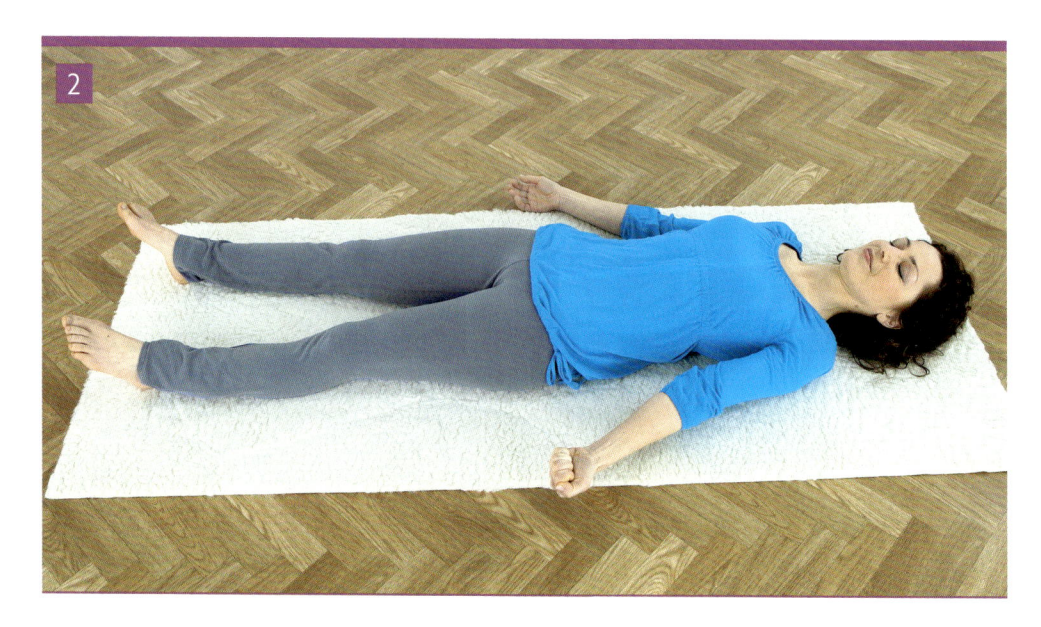

Relax! Zwischendurch blitzschnell entspannen

Sich auf die Schnelle mal entspannen? Ist das nicht paradox? Schließlich braucht Entspannung doch Zeit, oder? Stimmt! Aber es muss nicht immer gleich eine halbe Stunde sein. Oft genügen schon wenige Minuten, um körperliche oder seelische Spannungen abzubauen. Und »ein bisschen« ist immer besser als »gar nicht« – erst recht im Alltag, wenn wir oft gar nicht die Zeit für eine ausgedehnte Entspannungsübung haben. Die folgenden Techniken helfen Ihnen, Ihr Leben »auf die Schnelle zu entschleunigen«.

»Ich bin … Ruhe«

In der folgenden meditativen Übung nutzen Sie die Macht der Worte, um über Ihr Unterbewusstsein Spannungen zu lösen. Kombinieren Sie dazu Ihren Atem mit einem einfachen Satz. »Pendeln« Sie diesen Satz immer wieder innerlich – im Rhythmus Ihres eigenen Atems. Schon nach kurzer Zeit werden Sie spüren, wie Ihr Körper, Ihre Gedanken und Gefühle immer entspannter und ruhiger werden.

Sie können die Übung im Sitzen oder Liegen durchführen. Schließen Sie die Augen und kommen Sie allmählich zur Ruhe.

Ohne Ihren Atemrhythmus zu verändern, denken Sie einatmend »Ich bin … « und beim Ausatmen denken Sie »Ruhe«. Sprechen Sie den Satz nur innerlich – und zwar weich, langsam und entspannt. Ziehen Sie das »U« in »Ruuuuhe« so lang, wie Ihr Ausatmen dauert.

Wiederholen Sie das Ganze mindestens zwei bis drei Minuten lang. Einatmend »Ich bin …« – ausatmend »Ruuuhe«.

Spüren Sie, was sich verändert: Wird Ihr Atem allmählich länger und entspannter? Wird das Ausatmen tiefer? Verändert sich die Spannung Ihrer Muskeln? Können Sie spüren, wie die Kraft der Ruhe langsam auch Ihre Gefühle und Gedanken entspannt?

Um die Übung zu beenden, atmen Sie 2-mal tief durch, strecken sich und öffnen dann wieder die Augen.
Je häufiger Sie diese Übung ausführen, desto mehr werden Körper und Geist von der Kraft der Ruhe durchdrungen. Außerdem können Sie diesen Zustand im Laufe der Zeit auch immer schneller erreichen – bis Sie schließlich nur noch »Ruhe« denken müssen, um zur Ruhe zu kommen.
Eine solche Blitzentspannung, die Sie gerade in stressigen Alltagssituationen immer wieder einsetzen können, ist eine kostengünstige Alternative zu einem mehrwöchigen Yoga-Retreat auf den Bahamas – und langfristig gesehen auch wirksamer. Beharrliches Üben hat eine große Kraft. Nur das, was wir auch im Alltag gewohnheitsmäßig einsetzen, wird zu einer dauerhaften Gewohnheit und überdauernden Veränderung.

Tibetische Summ-Entspannung

Die folgende Übung verlängert das Ausatmen und erzeugt harmonisierende Vibrationen im Körper. Sie stammt aus Tibet, wo sie eingesetzt wird, um die Selbstheilungskräfte zu wecken. Sie können sitzend oder liegend üben. Schließen Sie zunächst die Augen und entspannen Sie sich. Summen Sie dann mehrmals auf »mmm« und erzeugen Sie »den Klang der Bienen«.

Wiederholen Sie dies einige Male: Mit jedem Ausatmen summen Sie mit geschlossenem Mund – ganz entspannt und lang gezogen. Sobald der Ton verklungen ist, atmen Sie wieder entspannt durch die Nase ein – ausatmend dann wieder leise summen.

Stellen Sie sich dann vor, wie sich die Schwingungen des Summens in Ihrem ganzen Körper ausbreiten. »Schicken« Sie das Summen wie Lichtstrahlen in die Bereiche, wo Sie Verspannungen spüren – zum Beispiel in den Rücken, den Nacken oder die Stirn. Wenn Sie gesundheitliche Probleme haben, können Sie das Summen auch in bestimmte Organe oder Körperteile »schicken«.

Durch das Summen werden Blockaden gelöst und Schmerzen gelindert. Indem Sie beim Ausatmen immer wieder ein rundes, harmonisches Summen erzeugen, werden Sie spüren, dass sich auch Ihre Gefühle und Gedanken verändern.

Führen Sie diese Übung mindestens drei Minuten lang aus und passen Sie die Technik an Ihre individuellen Bedürfnisse an. Nehmen Sie sich abschließend noch ein wenig Zeit, um die Wirkungen der Übung zu genießen.

Dehnen und Atmen

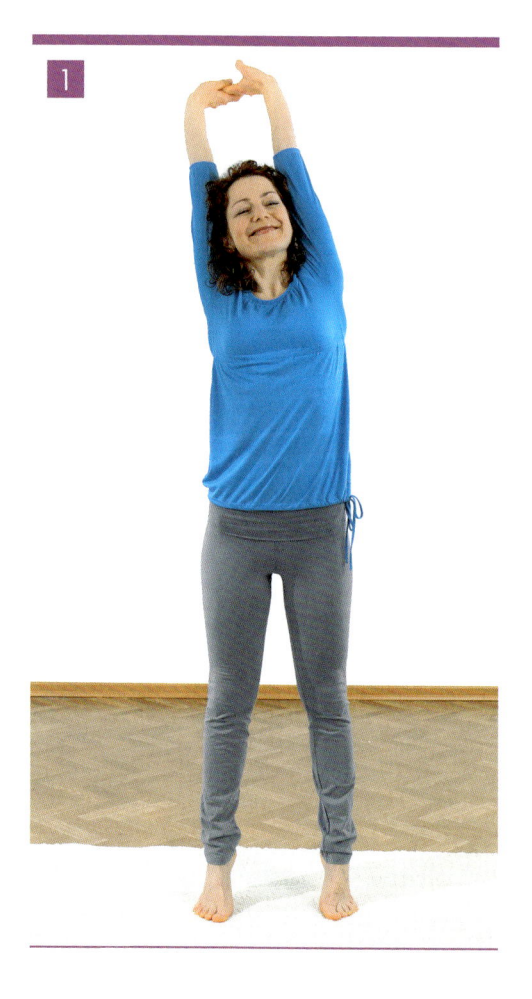

Machen Sie es wie die Katzen. Strecken und räkeln Sie sich häufig. So können Sie auf die Schnelle Kontakt zu Ihrem Körper aufnehmen und Spannungen abbauen. Das Dehnen harmonisiert den Muskeltonus und regt die Durchblutung an. Noch wirkungsvoller wird das Ganze, wenn Sie beim Dehnen auf Ihre Atmung achten.

Nehmen Sie sich Zeit, um genau zu beobachten und zu spüren:

1 Was macht Ihr Atem, wenn Sie die Arme nach oben strecken und den Oberkörper in die Länge ziehen?

2 Was macht Ihr Atem, wenn Sie die Arme waagerecht zur Seite strecken, nach oben schauen und die Brust dehnen?

Was macht Ihr Atem, wenn Sie erst stehen und dann Ihren Oberkörper entspannt nach unten hängen lassen?

Was macht Ihr Atem, wenn Sie den Kopf im Sitzen nach vorne sinken lassen, bis das Kinn die Brust berührt?

Was macht Ihr Atem, wenn Sie sich auf die Zehen stellen und ganz lang machen?

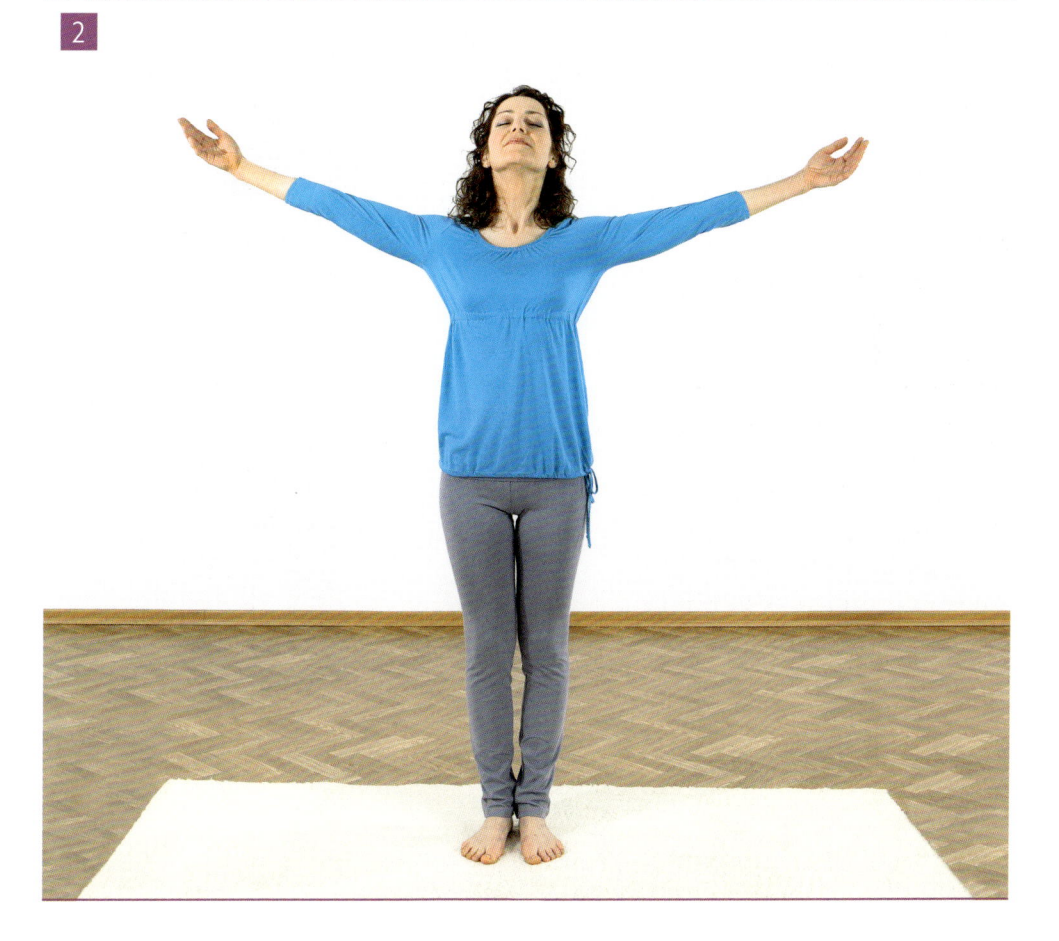

2

Katze und Pferd

Die folgende Übung gehört zu den Aufwärmübungen im Yoga. Sie erhöht die Beweglichkeit der Wirbelsäule und vertieft durch die rhythmische Rückenbewegung und die sanfte Dehnung zugleich die Atmung. Auch hilft sie dabei, die Atemräume in Brust- und Rückenbereich zu erspüren.

Bei dieser Übung sollten Sie vor allem darauf achten, Ihre Atmung mit der Bewegung des Rückens zu synchronisieren. Die Übung wird im Vierfüßlerstand durchgeführt. Dabei berühren nur die Handflächen sowie Knie, Unterschenkel und Fußrücken den Boden.

Achten Sie in der Ausgangsstellung darauf, dass Ihre Finger nach vorne zeigen und Ihre Hände direkt unter den Schultern platziert sind. Ober- und Unterschenkel sollten einen rechten Winkel bilden. Die Wirbelsäule wird zunächst waagerecht gehalten – der Blick geht zum Boden, und der Nacken wird in der natürlichen Verlängerung der Wirbelsäule leicht gedehnt.

Atmen Sie nun zunächst einige Male entspannt ein und aus. Während der ganzen Übung sollten Sie ausschließlich durch die Nase ein- und wieder ausatmen.

1 Atmen Sie dann tief aus. Mit dem nächsten, langsamen Einatmen machen Sie einen »Pferderücken«:
Dazu lassen Sie den Rumpf in Richtung Boden sinken, gehen leicht ins Hohlkreuz und heben den Kopf etwas an, sodass Ihr Blick nach schräg oben gerichtet ist. Machen Sie die Brust weit, und ziehen Sie die Schulterblätter nach innen.

Führen Sie die Bewegung des Rückens und Kopfes sehr langsam aus, und atmen Sie dabei ganz tief ein.
Beobachten Sie dabei, wohin der Atem geht: Eher in den Bauch oder in die Brust?

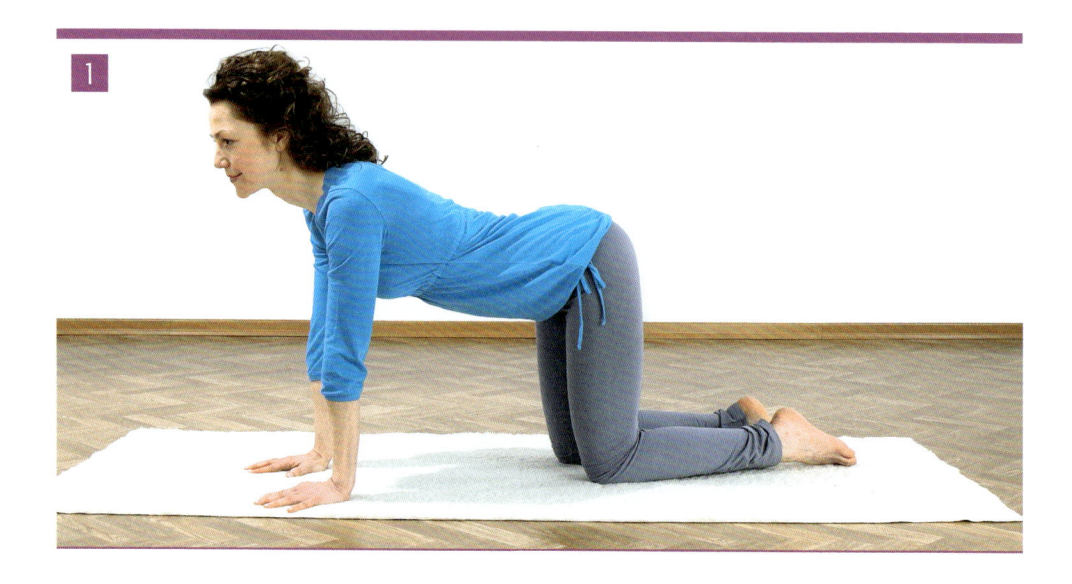

2 Sobald Sie vollständig eingeatmet haben, beginnt die zweite Phase: Atmen Sie langsam durch die Nase aus, und wölben Sie Ihren Rücken gleichzeitig nach oben. Sie sollten dabei einen möglichst runden Katzenbuckel machen. Ziehen Sie den Kopf dazu ein – das Kinn bewegt sich in Richtung Brust. Kippen Sie außerdem Ihr Becken nach vorne. Atmen Sie langsam und vollständig aus, während Sie den Rücken gleichzeitig immer runder werden lassen. Können Sie möglicherweise noch etwas tiefer ausatmen, wenn Sie den Rücken noch mehr dehnen?

Wechseln Sie nun mehrmals zwischen den beiden Stellungen – Pferderücken und Katzenbuckel – hin und her. Führen Sie die Bewegung des Rückens dabei rhythmisch aber langsam und behutsam durch. Atmen Sie jedes Mal tief durch die Nase ein, wenn Sie den Pferderücken machen und wieder tief aus, wenn Sie Ihren Rücken zu einem Katzenbuckel formen.

Wiederholen Sie den Zyklus mindestens 3-mal. Versuchen Sie, Ihren Atem von Mal zu Mal tiefer und weiter werden zu lassen.

Legen Sie sich abschließend kurz auf den Rücken um sich zu entspannen. Schließen Sie die Augen, legen Sie die Hände auf den Bauch, und spüren Sie den Wirkungen der Übung noch eine Zeitlang nach.
Was hat sich verändert? Können Sie Brust und Rücken jetzt besser spüren als vor der Übung? Kann Ihr Atem freier fließen?

Bitte beachten Sie
Falls Sie Rücken- oder Nackenprobleme haben, sollten Sie nur minimale Bewegungen mit der Wirbelsäule ausführen. Viel wichtiger als die Bewegung ist es ohnehin, tief und sanft zu atmen. Vermeiden Sie es vor allem, beim Pferderücken zu weit ins Hohlkreuz zu gehen und den Kopf zu weit in den Nacken zu legen. Die Übung sollte sich rundum angenehm anfühlen.

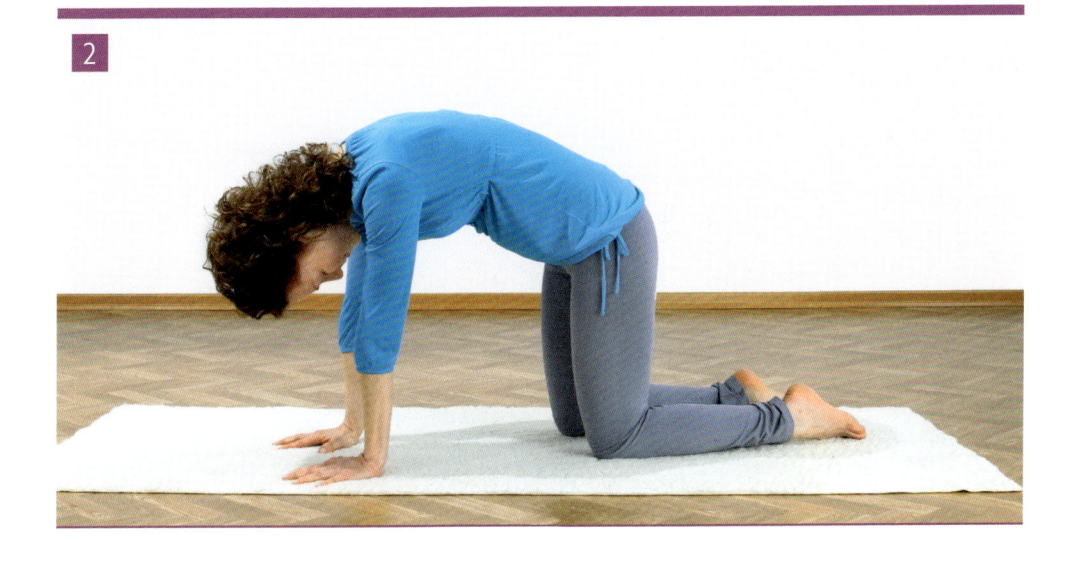

Dehnlagerung »Andreaskreuz«

Eine besonders einfache und zugleich effektive Möglichkeit, die Atmung zu vertiefen und die Sauerstoffzufuhr zu verbessern, besteht darin, seinen Körper zu dehnen. Auch im Yoga, wo ja die unterschiedlichsten Dehnstellungen eingenommen werden, kommt es automatisch zu einer Intensivierung der Atmung, was die Ursache für viele positive Wirkungen von Yoga ist.

Das »Andreaskreuz« ist eine einfache Übung, die den ganzen Körper sanft durchdehnt und die Brust- und Flankenatmung abwechselnd in der linken und rechten Körperhälfte anregt. Sie lässt sich gut zwischendurch einmal anwenden – nicht nur um »wieder zu Atem zu kommen«, sondern auch um Verspannungen in Nacken, Rücken oder Becken zu lösen. Alles was Sie dazu brauchen, ist bequeme Kleidung, etwas Platz auf dem Boden und eine weiche Unterlage, wie beispielsweise einen Teppich.

1 Legen Sie sich entspannt auf den Rücken. Strecken Sie die Arme und Beine weit auseinander. (Von oben betrachtet sollte dabei eine Kreuzform entstehen: Die eine Diagonale führt vom rechten Fuß zur linken Hand, die andere vom linken Fuß zur rechten Hand.) Die Handflächen zeigen nach oben – der Kopf liegt in der Mitte, und die Augen sind geschlossen.

Entspannen Sie in dieser Haltung, spüren Sie den Kontakt zum Boden, und atmen Sie einige Male ganz entspannt durch die Nase.

2 Beginnen Sie nun mit der aktiven Dehnung, die Sie bewusst mit dem Atmen verbinden sollten. Atmen Sie zunächst tief aus. Bei der nächsten Einatmung dehnen Sie gleichzeitig

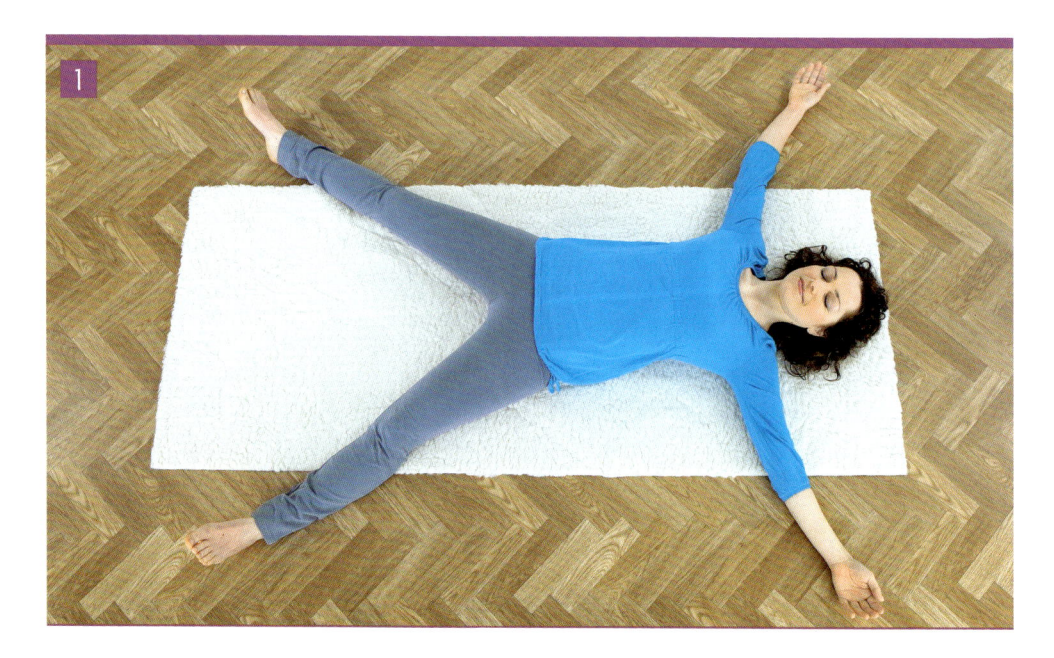

die rechte Ferse nach vorne und die linke Hand schräg nach hinten. Arm und Bein bleiben jedoch in Bodenkontakt und werden nicht abgehoben.
Atmen Sie jetzt 3-mal ein und aus. Stellen Sie sich dabei vor, wie der linke Arm und das rechte Bein mit jedem Einatmen ein Stückchen länger werden. Spüren Sie die Dehnung in der Diagonale, und atmen Sie tief in den linken Schulter-, Brust- und Flankenbereich hinein. Der rechte Arm und das linkes Bein bleiben währenddessen jedoch vollkommen locker liegen und werden nicht gedehnt.

Mit einem Ausatmen entspannen Sie sich wieder und lösen die Dehnung. Mit der nächsten Einatmung dehnen Sie dann die andere Seite: Schieben Sie also die linke Ferse nach vorne und gleichzeitig den rechten Arm schräg nach hinten.

Spüren Sie, wie die Dehnung Ihre Atmung anregt. Atmen Sie tief in die rechte Schulter, Brust und Flanke hinein. Halten Sie die sanfte Dehnung über die Dauer von drei Atemzügen – der andere Arm und das andere Bein bleiben dabei passiv liegen.
Entspannen Sie sich nun, indem Sie die Hände auf den Bauch legen. Lassen Sie den Atem jetzt einfach kommen und gehen und spüren Sie, wie sich Ihr Körper anfühlt.

Bitte beachten Sie
Intensivieren Sie die Dehnung nicht durch Muskelkraft, sondern indem Sie einfach tiefer atmen. Wenn Sie die Dehnung lösen, sollten Sie immer ausatmen. Achten Sie ferner darauf, dass Rücken, Arme und Beine während der ganzen Übung in gutem Kontakt zum Boden bleiben. Achten Sie auf Ihre Dehngrenzen und übertreiben Sie nicht.

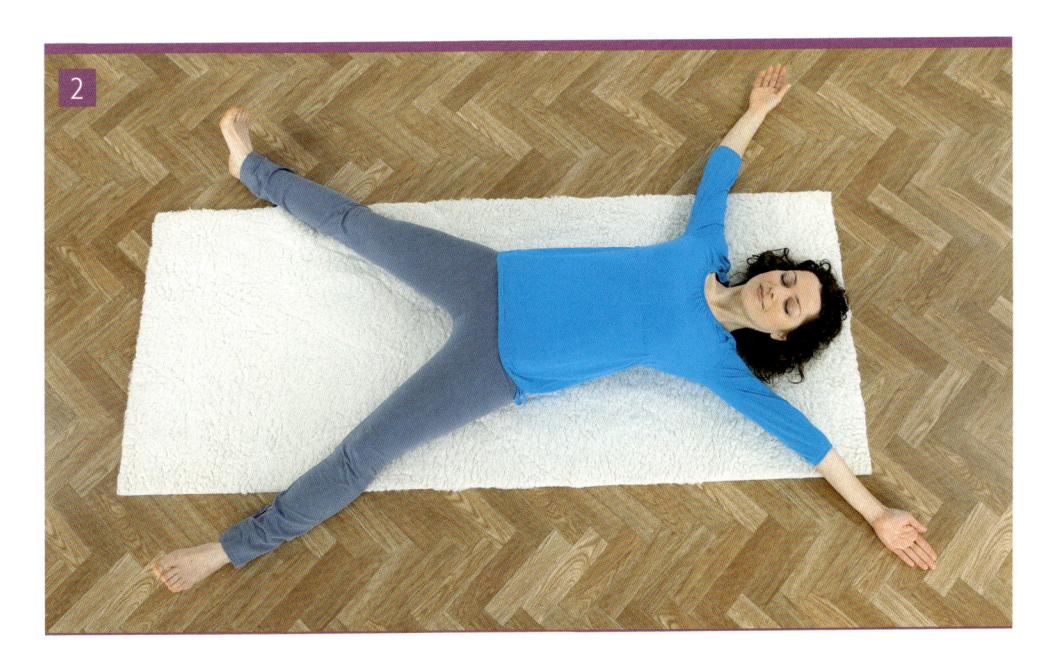

Die Yoga-Mudra

Die folgende Übung ist eine einfache und beliebte Yogatechnik. Sie verbessert die Durchblutung des Kopfes und der Bauchorgane, vertieft die Atmung und wirkt sehr entspannend.

Setzen Sie sich in den Fersensitz (siehe Bild Seite 24). Dabei knien Sie und setzen sich mit dem Gesäß auf die Füße (ein kleines Kissen auf den Fersen macht die Haltung bequemer). Halten Sie den Rücken gerade, lassen Sie die Arme entspannt hängen, auch die Schultern und das Gesicht sollten möglichst entspannt sein. Schließen Sie die Augen und lassen Sie Ihren Atem entspannt fließen.
Ausatmend lassen Sie Ihren Oberkörper wie in Zeitlupe nach vorne sinken.

1 Führen Sie die Abrollbewegung von Nacken und Brust aus abwärts durch, bis Ihre Stirn den Boden berührt. Legen Sie Hände und Arme entspannt neben dem Körper ab.

Konzentrieren Sie sich jetzt auf Ihre Atmung: Spüren Sie, wie Ihre Bauchdecke beim Einatmen sanft gegen Ihre Oberschenkel drückt und sich der Druck beim Ausatmen wieder löst. Können Sie den Atem auch im Rücken oder in den Flanken spüren? Beobachten Sie ihn nur: Wandert er eher in den Bauch oder eher in den Rücken? Oder können Sie ihn sogar im ganzen Beckenraum spüren? Wird er vielleicht langsamer und tiefer?

Bleiben Sie mindestens eine Minute lang in der Yoga-Mudra. Anschließend richten Sie sich wieder langsam auf: Rollen Sie den Rücken dazu von der Lendenwirbelsäule aus über Brust und Nacken auf, bis Sie wieder aufrecht sitzen. Wenn Sie möchten, können Sie die Übung noch 1- oder 2-mal wiederholen.

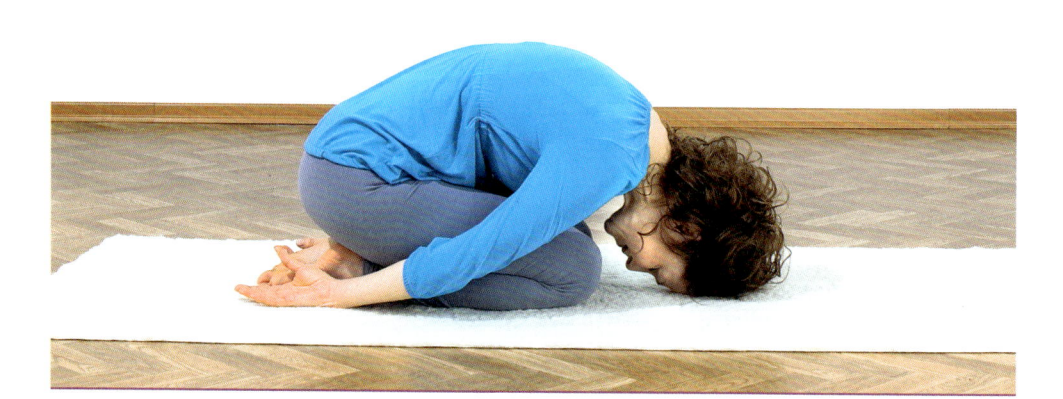

1

Rhythmisches Atmen

Gerade dann, wenn Sie unter Anspannungen stehen oder negativen Zuständen wie Ängsten, Nervosität oder Aggressionen entgegenwirken wollen, kann die folgende Übung sehr hilfreich sein.
Sie stammt aus dem Yoga, wo die Rhythmisierung des Atems eine lange Tradition hat. Die Ausatmung wird gezielt verlängert, um innere Ruhe und Gelassenheit zu entwickeln. Über viele Jahrhunderte haben Yogis die Erfahrung gemacht, dass die Kontrolle des Atems ganz von selbst auch zu einer Beruhigung des Geistes führt.

Setzen Sie sich aufrecht auf den Boden, entweder im Schneidersitz, im Fersensitz oder – falls Ihnen das leicht fällt – auch im Yogasitz. Legen Sie die Handflächen auf die Oberschenkel, schließen Sie die Augen und atmen Sie einige Male entspannt durch, während Sie versuchen, alle Alltagssorgen loszulassen und ganz ins Hier und Jetzt zu kommen.

Legen Sie die Zungenspitze jetzt sanft an den Gaumen – ein kleines Stück hinter den Schneidezähnen. Atmen Sie dann vorbereitend aus. Atmen Sie durch die Nase ein und zählen Sie dabei innerlich bis 4.

Atmen Sie doppelt so lange durch die Nase aus und zählen Sie innerlich bis 8.

Wiederholen Sie diesen Zyklus mindestens 5-mal – vier Schläge einatmen, acht Schläge ausatmen. Anschließend lassen Sie den Atem wieder frei fließen.

Hinweise zur Übungsausführung

Als »Taktmesser« wäre der eigene Pulsschlag ideal. Es ist jedoch nicht ganz leicht, den eigenen Herzschlag zu spüren. Entweder fühlen Sie Ihren Puls, bevor Sie beginnen, und »merken« sich das Tempo. Oder – und das ist anfangs meist praktikabler – Sie zählen einfach im Sekundenrhythmus. Vier Sekunden ein, acht Sekunden aus.

Idealerweise sollten Sie Ihre Lunge beim Einatmen vollkommen füllen und sie beim Ausatmen komplett leeren. Da Sie kürzer ein- als ausatmen, müssen Sie den Luftstrom beim Ausatmen also bremsen. Am einfachsten fällt das, wenn Sie beim Ausatmen einen Reibelaut erzeugen. Dazu verengen Sie die Stimmritze – die austretende Luft wird dadurch hörbar und es erklingt ein leises, hauchendes »Haaaa«. (Als kleine Hilfe: Es sollte so klingen, als ob jemand sehr leise schnarcht.) Wenn Sie tief ausatmen, geschieht das Einatmen wie von selbst.

Bitte beachten Sie

In jeder Phase sollte die Übung sich angenehm und wohltuend für Sie anfühlen. Sobald Sie das Gefühl haben, dass Sie den Atem stauen oder wenn Ihnen schwindelig wird, sollten Sie die Übung abbrechen.

Ein großer Vorteil des rhythmischen Atmens besteht übrigens darin, dass Sie die Übung auch zwischendurch einmal durchführen können. Ob im Auto, in der Warteschlange oder in Meetings – niemand wird es bemerken, wenn Sie rhythmisch Atmen. Und schon wenige Runden können Ihnen dabei helfen, wieder zur Ruhe zu kommen oder Ihre Konzentration zu erhöhen.

HA-Atmung

Im Gegensatz zu allen anderen Atemübungen – vielleicht mit Ausnahme von Lachen und Singen – ist die »HA-Atmung« ziemlich laut. Sie sollten die Übung daher am besten in den eigenen vier Wänden durchführen, und es ist zudem sinnvoll, Ihre Mitbewohner gegebenenfalls vorzuwarnen.

Dynamisch und entlastend

Bei der HA-Atmung handelt es sich um eine sehr dynamische Atemübung, die aus zwei Phasen besteht. In der ersten Phase nehmen Sie Energie auf, in der zweiten befreien Sie sich von allem, was Sie belastet. Die HA-Atmung erhöht die Sauerstoffzufuhr, regt den Kreislauf an und vertreibt Müdigkeit und Erschöpfung. Nicht zuletzt löst die Übung Blockaden in der Stimme und wirkt inneren Hemmungen entgegen.

Stellen Sie sich mit gegrätschten Beinen hin, und achten Sie darauf, dass die Fußspitzen leicht nach außen gedreht sind. Die Knie sollten nicht ganz durchgedrückt werden, sondern locker bleiben. Stehen Sie möglichst aufrecht – der Kopf ist in der Mitte und der Nacken wird leicht gedehnt. (Um die aufrechte Haltung noch zu unterstützen, können Sie sich vorstellen, dass ein Faden an Ihrem Scheitel befestigt ist, der Ihren Kopf sanft nach oben zieht.) Die Arme hängen locker neben dem Körper und die Schultern sind entspannt. Während der ganzen Übung bleiben die Augen geöffnet.

1 Beginnen Sie nun mit der HA-Atmung, indem Sie zunächst tief einatmen. Gleichzeitig heben Sie Ihre Arme seitlich nach oben und drehen dabei langsam die Handflächen nach vorne. Synchronisieren Sie das Einatmen mit der Armbewegung: Sobald Sie vollständig eingeatmet haben, sollten Ihre Arme senkrecht über den Kopf nach oben gestreckt sein, der Blick geht zu den Händen.

2 Wenn die Einatmung beendet und der Körper vollkommen durchgestreckt ist, gehen Sie leicht in die Knie. Während Sie ausatmend laut »HA!« rufen, beugen Sie den Oberkörper nach unten und schwingen mit den Armen nach vorne zwischen die Beine. Sie lassen Ihren Oberkörper und Ihre Arme also gewissermaßen nach unten »fallen«, während Sie ein lang gezogenes »Haaa« rufen.

Stellen Sie sich vor, wie Sie mit der tiefen Ausatmung alles, was Sie belastet, abwerfen. Während die Arme zwischen den Oberschenkeln auspendeln, atmen Sie 1- oder 2-mal entspannt durch die Nase. Dann atmen Sie tief aus.

Mit dem nächsten Einatmen richten Sie den Oberkörper dann wieder ganz langsam auf. Stellen Sie sich dabei vor, wie Sie die Wirbelsäule von unten nach oben Wirbel für Wirbel »aufrollen«. Der Kopf hängt dabei bis zum Schluss. Nach einer kurzen Pause sollten Sie die HA-Atmung noch ein oder 2-mal wiederholen.

Um die Übung zu beenden, schließen Sie die Beine und entspannen sich im Stehen. Achten Sie darauf, dass Schultern und Gesicht ganz locker sind, und spüren Sie, wie sich die Übung auf Ihre Stimmung und Ihr Befinden ausgewirkt hat.

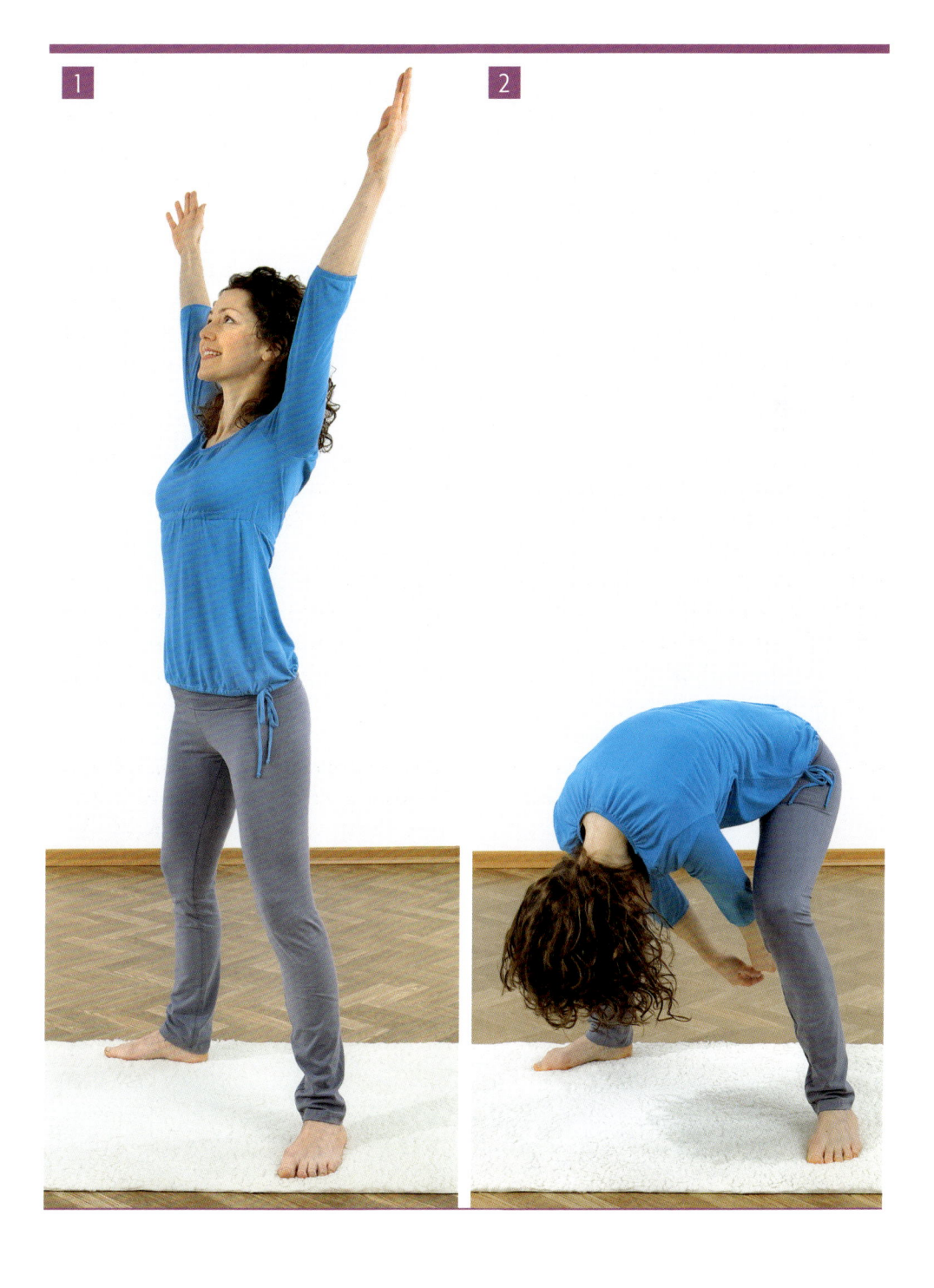

RELAX! ZWISCHENDURCH BLITZSCHNELL ENTSPANNEN | 53

1   2

Das Qi verteilen

Die folgende Übung stammt aus dem Qi Gong. In dieser aus China stammenden Bewegungs- und Energie-Therapie werden Atem, Bewegung und Konzentration auf harmonische Art miteinander verbunden. Qi Gong kann eingesetzt werden, um Heilungsprozesse zu unterstützen, Stress abzubauen und den Körper geschmeidiger zu machen. Vor allem aber dienen die zeitlupenartigen Bewegungen auch dazu, die natürliche, tiefe Atmung wieder neu zu erlernen.

Mit der Zeit werden Sie bei der folgenden Übung erfahren können, wie Sie mit dem Atem spürbar Energie aufnehmen und wie sich Ihr Körper leichter und vitaler anfühlt, da Blockaden im Energiehaushalt nach und nach gelöst werden.

Die Übung wird im Stehen durchgeführt. Die Füße stehen etwa hüftbreit auseinander – die Zehen zeigen nach vorne und die Wirbelsäule ist aufrecht.
Achten Sie darauf, dass die Knie nicht ganz durchgedrückt sind, sondern locker bleiben. Vermeiden Sie es, ein Hohlkreuz zu machen, und lassen Sie Ihre Arme locker neben dem Körper hängen.

1 Bringen Sie die Hände etwas unterhalb des Bauchnabels vor den Körper. Die Fingerspitzen zeigen zueinander, die Handflächen zeigen nach oben und die Arme sind leicht angewinkelt. Die Hände sind vollkommen entspannt – Sie können sich dabei vorstellen, dass Sie einen großen weichen Ball in den Händen halten. Atmen Sie jetzt langsam und tief durch die Nase ein. Dabei heben Sie Ihre Hände vor dem Körper nach oben, bis sie auf Brusthöhe sind. Spüren Sie, wie Sie mit dem Einatmen neue Energien aufnehmen, die Sie vom Bauch aus nach oben lenken.

2 Atmen Sie als nächstes langsam und tief durch die Nase aus. Gleichzeitig drehen Sie Ihre Hände, sodass die Handflächen nach unten zeigen.
In einer fließenden Bewegung führen Sie die Hände vor dem Körper nach unten, während Sie ausatmen.
Am Ende der Ausatmung sollten die Hände wieder etwas unterhalb des Bauchnabels vor dem Körper gehalten werden.
Lassen Sie mit der langsamen Ausatmung alle Anspannungen los.

Während Sie wieder sanft durch die Nase einatmen, drehen Sie die Handflächen erneut nach oben und beginnen einen neuen Zyklus, indem Sie die Arme langsam heben.
Wiederholen Sie die Übung mindestens 3-mal, bevor Sie die Arme sinken lassen und sich entspannen.

Bitte beachten Sie
Führen Sie die Auf- und Abbewegung der Hände wie in Zeitlupe durch. Das heißt auch, dass Sie entsprechend langsam atmen sollten. Achten Sie darauf, dass beide Phasen der Übung etwa gleich lang sind.

Um die Wirkung zu verstärken, können Sie die Zungenspitze während der gesamten Übung ein wenig hinter den Schneidezähnen an den Gaumen legen.

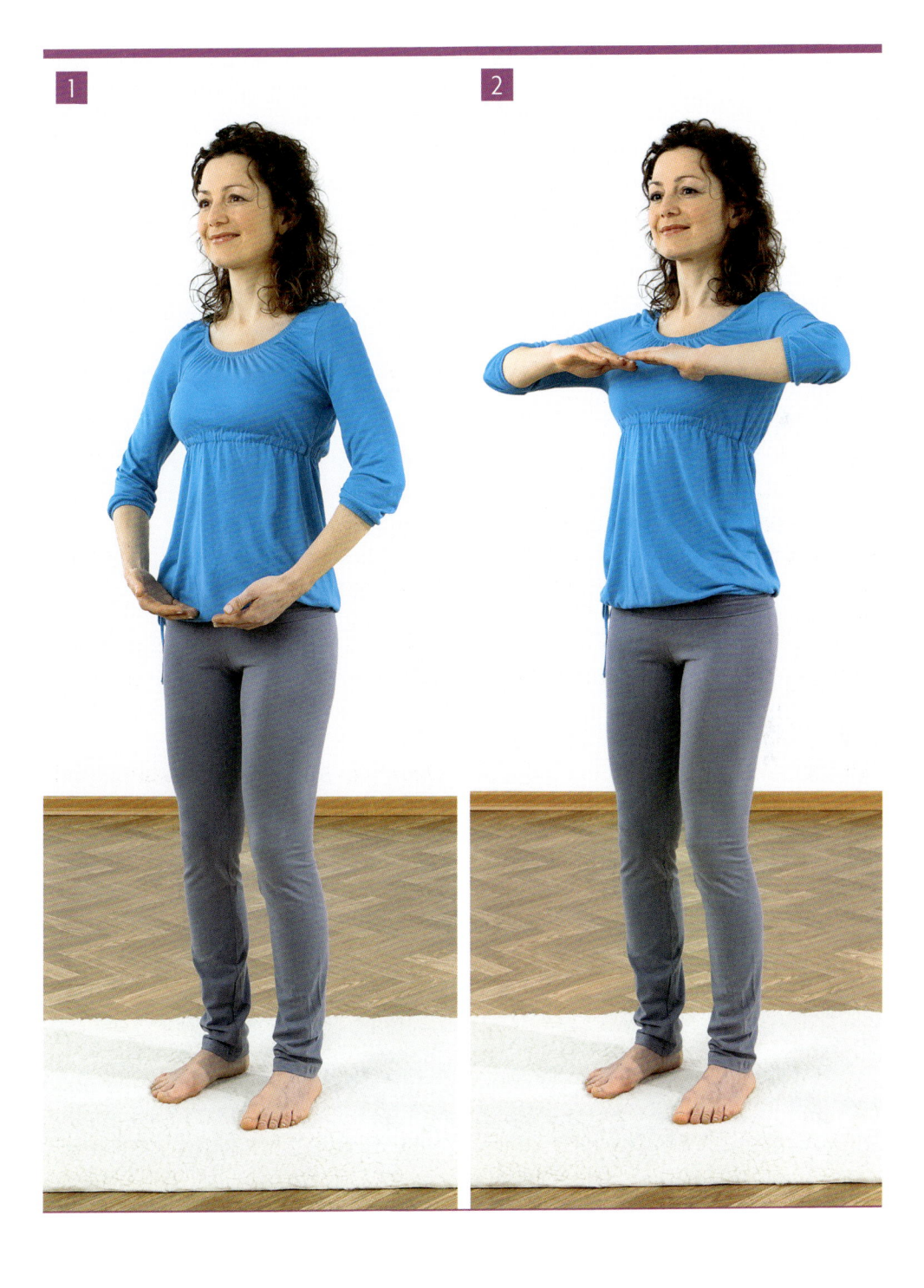

RELAX! ZWISCHENDURCH BLITZSCHNELL ENTSPANNEN | 55

1

2

Schulterheben

Spannungen in der Schulter- und Nackenmuskulatur führen häufig dazu, dass der Atem gestaut wird und es uns schwer fällt, frei durchzuatmen. Umgekehrt gilt jedoch auch, dass eine oberflächliche Atmung zu Anspannungen im Körper – insbesondere im Schulterbereich – führen kann.

Die folgende Übung schlägt zwei Fliegen mit einer Klappe: Während Sie einerseits Ihre Schulter- und Nackenmuskeln entspannt, führt sie andererseits zu einer tieferen, natürlicheren Atmung. Besonders in der Phase der Ausatmung können Sie in der Übung körperliche und seelische Spannungen loslassen.

Die Übung wird auf dem Rücken liegend durchgeführt. Legen Sie Ihre Arme entspannt neben den Körper, und stellen Sie die Füße auf, sodass die Beine etwas angewinkelt werden und die Lendenwirbelsäule besseren Kontakt zum Boden hat.

Atmen Sie in dieser Stellung einige Male entspannt durch. Versuchen Sie, Belastungen und Verkrampfungen mit jedem Ausatmen einfach an den Boden abzugeben. Lassen Sie sich bewusst vom Boden tragen – wenn Sie möchten, können Sie die Augen schließen.

1 Heben Sie nun beide Arme senkrecht nach oben. Arme und Rumpf bilden einen 90-Grad-Winkel. Die Finger zeigen nach oben in Richtung Decke und die Handflächen sind zueinander gedreht und parallel. Achten Sie jedoch darauf, dass nur die Arme gehoben werden: Die Schultern bleiben locker auf dem Boden liegen. Atmen Sie entspannt weiter.

2 Mit dem nächsten, langsamen Einatmen durch die Nase heben Sie den linken Arm, so als wollten Sie mit den Fingerspitzen die Decke berühren. Der Arm »zieht« die Schulter dabei vom Boden weg und die Schulter hebt sich ein paar Zentimeter vom Boden ab. Intensivieren Sie die Dehnung mit dem Einatmen, aber achten Sie darauf, dass Sie wirklich nur den linken Arm strecken – der rechte sollte sich nicht bewegen.

Halten Sie die Dehnung, bis Sie vollständig eingeatmet haben. Mit einer schnellen Ausatmung durch den Mund lassen Sie die linke Schulter dann wieder locker zu Boden fallen und entspannen den Schulterbereich so gut wie möglich.

Führen Sie die Übung dann auf der anderen Seite durch: Während Sie tief durch die Nase einatmen, heben Sie die rechte Schulter ein Stückchen vom Boden ab. Der rechte Arm streckt sich nach oben und führt die Bewegung. Halten Sie die Dehnung kurz, und lassen Sie die rechte Schulter dann wieder schlagartig fallen, während Sie gleichzeitig tief und schnell durch den Mund ausatmen.

Wiederholen Sie diese Übung abwechselnd mit der linken und rechten Schulter jeweils mindestens 5-mal. Lassen Sie die Arme dann wieder neben dem Körper auf den Boden sinken, und entspannen Sie sich noch eine Zeitlang, während Sie den Wirkungen der Übung nachspüren. »Leuchten Sie mit Ihrem Bewusstsein in Ihren Körper hinein«, und beobachten Sie, ob sich etwas verändert hat, ob bestimmte Körperregionen jetzt besser durchblutet sind oder ob sich Ihr Atem freier oder gelöster anfühlt.

Bitte beachten Sie

Wenn Sie die Schultern abwechselnd heben, sollten Sie den jeweiligen Arm senkrecht nach oben führen – auch die Schultern sollten sich senkrecht nach oben und nicht etwa zu den Ohren bewegen. Dehnen Sie die Schulter nur so weit, wie es Ihnen angenehm ist. Achten Sie darauf, dass Sie kein Hohlkreuz machen und dass Ihr unterer Rücken nach Möglichkeit in Bodenkontakt bleibt. Achten Sie ferner darauf, dass das Gesicht während der ganzen Übung entspannt bleibt.

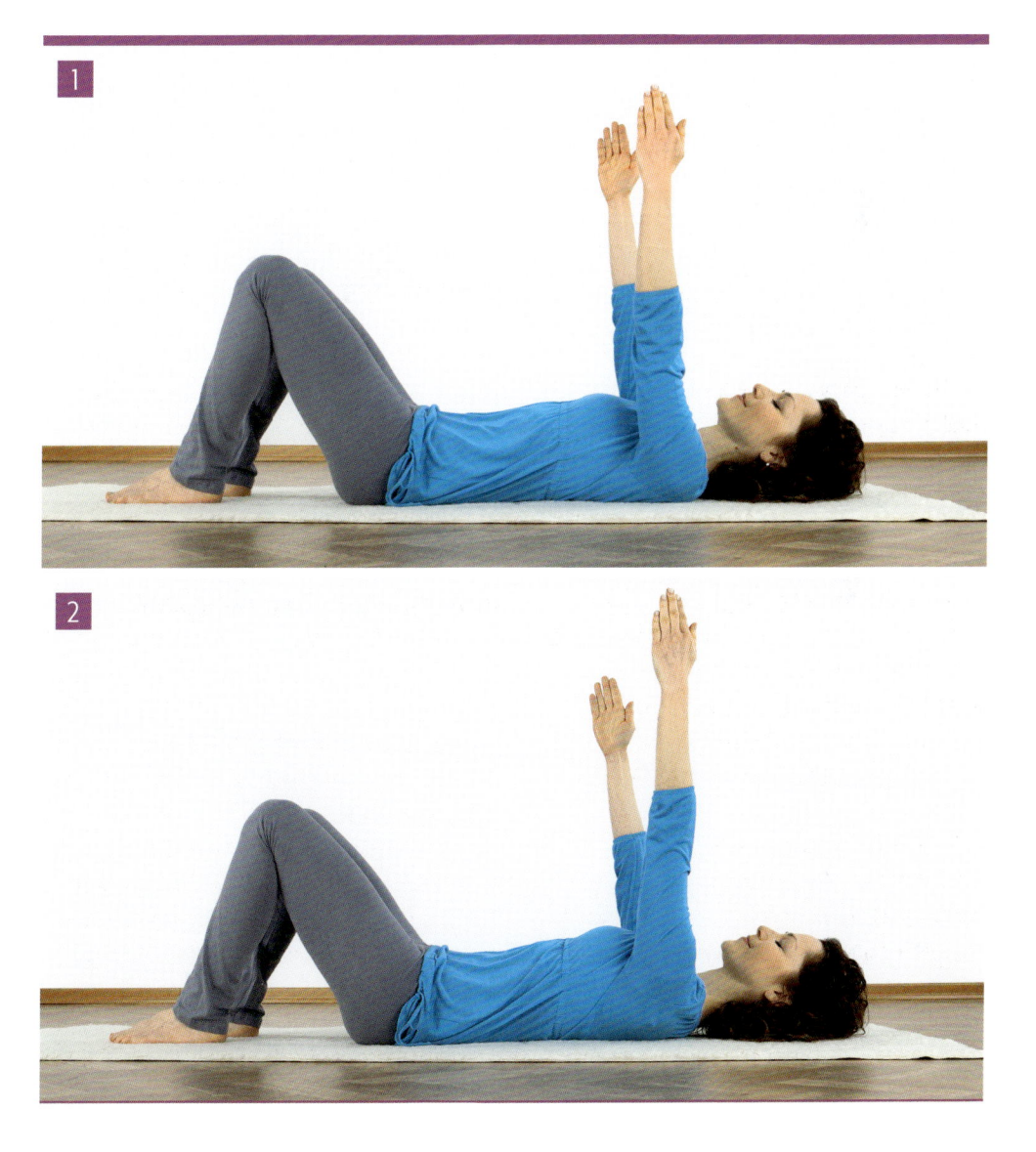

1

2

Tiefatmung im Stehen

Die folgende Atemübung sollten Sie erst dann durchführen, wenn Sie schon einige Erfahrungen mit den anderen Atemtechniken gesammelt haben, die in diesem Buch beschrieben sind. Bei dieser Übung wird kurzzeitig der Atem angehalten. Auch wenn Übungen mit kurzen Atemverhaltungen unbedenklich sind, sind sie doch auch intensiv und sollten nicht unterschätzt werden.

Aktiviert und erfrischt

Die »Tiefatmung im Stehen« aktiviert den Kreislauf und lädt alle Zellen mit frischer Energie auf. Sie ist daher die ideale Unterbrechung bei langer Schreibtischarbeit.
Durch die kurze Phase des Atemanhaltens wird die anschließende Ausatmung ganz von selbst noch intensiver, was die lösende Wirkung verstärkt.

1 Um die Übung auszuführen, stellen Sie sich aufrecht hin. In der Ausgangsstellung sind die Füße etwa schulterbreit auseinander auf dem Boden aufgesetzt. Die Wirbelsäule ist aufrecht und der Nacken ist leicht gedehnt.
Entspannen Sie sich, und atmen Sie einige Male locker durch. Drehen Sie die Handflächen dann entspannt nach vorne.

Atmen Sie jetzt vorbereitend aus. Mit dem nächsten Einatmen durch die Nase heben Sie beide Arme gestreckt in einem großen Bogen über die Körperseiten nach oben.

2 Am Ende der Einatmung sollten sich die Handflächen über dem Kopf berühren – die Arme sind noch nicht durchgestreckt und die Ellbogen bleiben leicht gebeugt.
Halten Sie nun den Atem kurz an – drei bis vier Sekunden genügen vollkommen. Während Sie den Atem anhalten, strecken Sie den ganzen Körper noch ein wenig in die Senkrechte und dehnen auch die Arme nach oben, als wollten Sie mit den Fingerspitzen die Decke berühren.

Atmen Sie dann langsam und tief durch den leicht geöffneten Mund aus, während Sie gleichzeitig die Hände wieder voneinander lösen und die Arme in einem großen Halbkreis nach unten zurück in die Ausgangsstellung bringen.
Synchronisieren Sie die Arm- mit der Atembewegung: Bewegen Sie die Arme so langsam, dass Sie genug Zeit haben, gründlich auszuatmen. Je langsamer Sie ausatmen, desto besser.

Entspannen Sie sich in der Ausgangsstellung, indem Sie 2- bis 3-mal zwischenatmen. Atmen Sie dann wieder tief aus und führen Sie die Übung noch ein zweites Mal durch.
Legen Sie sich abschließend kurz auf den Rücken, um den Wirkungen der Übung nachzuspüren.

Bitte beachten Sie

Achten Sie darauf, diese Übung nicht mit Willenskraft, sondern bewusst und einfühlsam durchzuführen. Sollte Ihnen schwindelig werden, dann brechen Sie die Übung bitte ab. Das Schwindelgefühl entsteht durch ein Absinken des CO_2-Gehalts des Blutes, was wiederum zu einer Verengung der Blutgefäße im Gehirn führt. Atmen Sie wieder normal, hört der Schwindel auf.

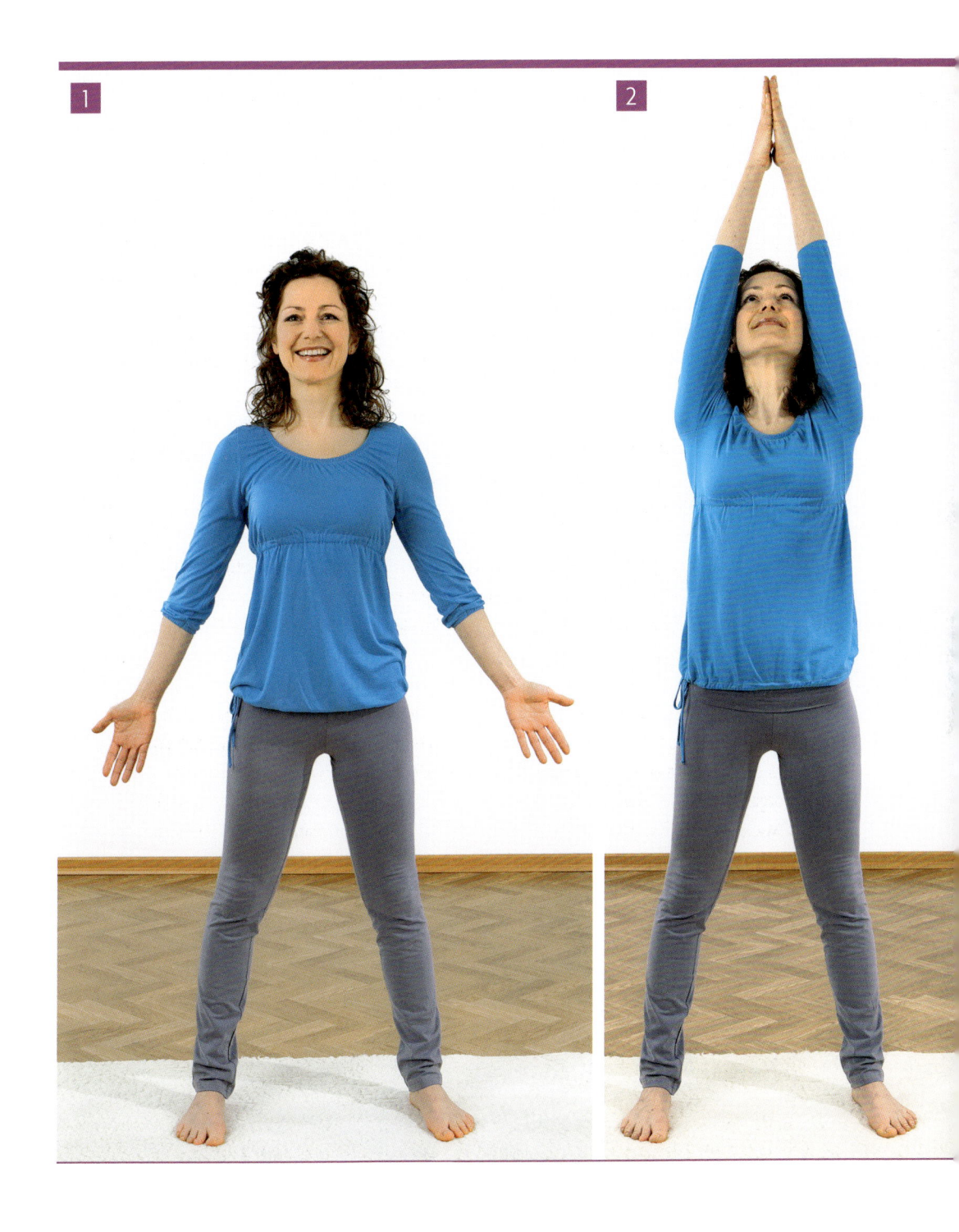

RELAX! ZWISCHENDURCH BLITZSCHNELL ENTSPANNEN | 59

1 **2**

Die Zwei-Minuten-Entspannung

Loslassen, entspannen und Kräfte tanken – all das ist oft weniger eine Frage der Zeit als vielmehr der Konzentration. Wenn Sie Ihre ganze Aufmerksamkeit gezielt darauf richten, loszulassen und nach innen zu gehen, können schon zwei Minuten genügen.

Suchen Sie sich einen ruhigen Platz, setzen Sie sich hin und schließen Sie die Augen. Entspannen Sie Ihren Körper und überlegen Sie kurz, was es Ihnen schwer macht, loszulassen. Woran halten Sie fest? An einer Meinung, einem Menschen oder einem Problem? Daran, was jemand zu Ihnen gesagt hat? Was raubt Ihnen Ihre innere Freiheit? Vieles kommt dabei in Frage: Ängste, Süchte, unerfüllte Wünsche und Sehnsüchte, Sorgen, unrealisierbare Pläne, Nervosität usw.

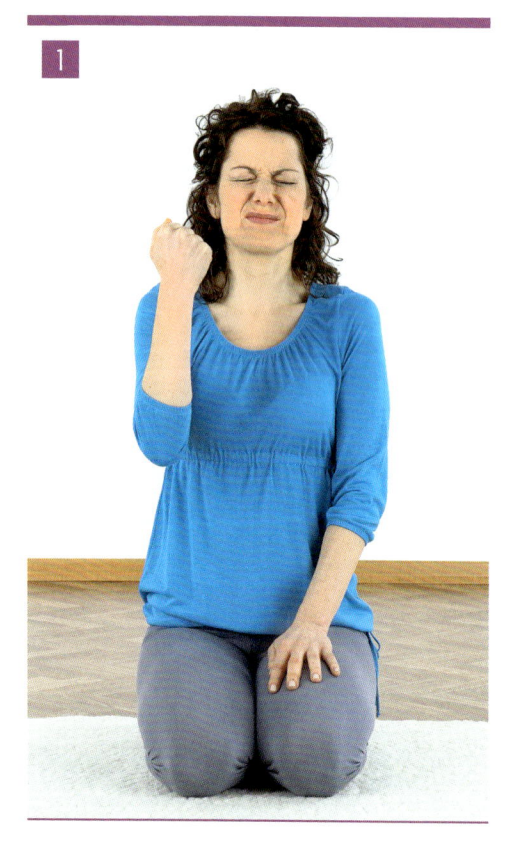

Wählen Sie ein Hindernis aus, an dem Sie momentan besonders »festhängen«. Das kann etwas so »banales« wie eine Muskelverspannung sein, aber auch eine tief sitzende Angst. Als Beispiel wählen wir jetzt »Ungeduld«. Nehmen Sie die »Ungeduld« bzw. das jeweilige Problem symbolisch in eine Hand. Formen Sie eine feste Faust. Stellen Sie sich vor, dass Sie Ihre Ungeduld und die innere Unruhe in Ihrer Faust halten.

Drücken Sie die Faust nun so fest wie möglich zusammen, spannen Sie zugleich die Gesichtsmuskeln an, indem Sie ein verbissenes Gesicht machen und ziehen Sie die Schultern nach oben. Halten Sie die Anspannungen einige Sekunden.

1 Atmen Sie jetzt tief durch die Nase ein und tief durch den Mund aus! Beim Ausatmen öffnen Sie blitzartig die Faust, lassen die Schultern fallen und entspannen das Gesicht. Gleichzeitig sagen Sie sich innerlich: »Ich lasse meine Ungeduld jetzt vollkommen los!«
Wiederholen Sie das Ganze noch 2-mal und beobachten Sie, wie Sie sich anschließend fühlen.
Wenn Sie diese Übung regelmäßig durchführen, wird das Loslassen immer schneller gehen, bis Sie schließlich nur noch tief ausatmen müssen, um loszulassen.

Stichwortverzeichnis

Alveolen 15
Ärger 11
Aromaöle 12
Aromatherapie 12
Atemblockaden 13
Atemräume 20
Atemrhythmus 25
Atemspiele 29 f.
Atemübung 9
Ausgeglichenheit 8
Autogenes Training 36

Bauch 20
Bauchatmung 9
Bronchien 15
Bronchiole 15
Burnout 10

Chang Sangfeng 19

Energieblockaden 28
Entspannung 36
Entspannungsübungen 15
Erschöpfung 11

Fersensitz 23

Gähnen 29
Gedanken 36
Gefühle 36
Gelassenheit 9
Gesundheit 10

Kohlendioxid 15
Kopfschmerzen 10
Kreislauf 13

Lachen 29
Limbisches System 12
Luftröhre 14
Lungenflügel 14

Mantra 33
Meditation 18
Musik 13

Nervosität 9

Parasympathikus 11
Prana 9

Qi-Gong 18

Sauerstoff 9, 15, 26
Stoffwechselschlacken 15
Stress 10
Sympathikus 11

Tiefatmung 25 f.

Vokal 33

Weinen 29
Wirbelsäule 23
Wut 11

Yoga 18

Zen 11
Zwerchfell 14
Zwischenrippenmuskeln 14

Empfehlenswerte Literatur

Cleary; Thomas: Die drei Schätze des Dao. Basistexte der inneren Alchemie. Fischer TB, Frankfurt am Main 1996

Goethe, Johann W. von: West-oestlicher Divan. dtv, München 1997

Der Inhalt der CD

Übung 1:
Atemräume erspüren – bewusster atmen, 7:30 Minuten

Übung 2:
Atem-Meditation – »Dem Atem folgen«, 5:34 Minuten

Übung 3:
Die Tiefatmung – Energie sammeln, 6:47 Minuten

Übung 4:
Autogenes Training – »Es atmet mich«, 9:33 Minuten

Übung 5:
Fantasiereise – »Blauer Himmel, warmer Wind …«, 8:17 Minuten

Übung 6:
Ausatmen und loslassen, 11:20 Minuten

Bildnachweis

Alle Fotos von Claudia Reiter, außer:
Fotolia.com: ARochau: 8
J. Dietl: 10
jd-photodesign: 6/7
B. Weber: 33
S. Hart: 19
Illuscope: 36

Wir danken der Firma
American Apparel Deutschland GmbH,
Zollhof 10, 40221 Düsseldorf
(www.americanapparel.net)
für die Ausstattung des Models.

Über die Autoren

Dr. Delia Grasberger arbeitet seit 1989 als Fachärztin für Psychotherapeutische Medizin und Psychoanalyse, seit 1993 in eigener Praxis, Mitglied von »Deutsche Gesellschaft für ärztliche Hypnose und Autogenes Training«.

Ronald Schweppe ist MBSR-Lehrer und ist als Kurs- und Seminarleiter in den Bereichen Atem & Entspannung, Stressmanagement und Meditation tätig.

Impressum

Bibliografische Information der Deutschen Nationalbibliothek

Die Deutsche Nationalbibliothek verzeichnet diese Publikation in der Deutschen Nationalbibliografie; detaillierte bibliografische Daten sind im Internet über http://dnb.d-nb.de abrufbar.

3., neu bearbeitete Auflage, Neuausgabe

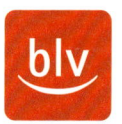

BLV Buchverlag GmbH & Co. KG
80797 München

© 2013 BLV Buchverlag GmbH & Co. KG, München

Das Werk einschließlich aller seiner Teile ist urheberrechtlich geschützt. Jede Verwertung außerhalb der engen Grenzen des Urheberrechtsgesetzes ist ohne Zustimmung des Verlags unzulässig und strafbar. Das gilt insbesondere für Vervielfältigungen, Übersetzungen, Mikroverfilmungen und die Einspeicherung und Verarbeitung in elektronischen Systemen.

Umschlagkonzeption: Kochan & Partner, München
Umschlagfotos:
Vorderseite: plainpicture
Rückseite: Claudia Reiter
Grafik S. 14: Jörg Mair, München

Lektorat: Stella Rahn
Herstellung: Angelika Tröger
Layoutkonzept Innenteil: Kochan & Partner, München
DTP: Satz+Layout Fruth GmbH, München

Gedruckt auf chlorfrei gebleichtem Papier

Printed in Germany
ISBN 978-3-8354-1038-1

Hinweis
Das vorliegende Buch wurde sorgfältig erarbeitet. Dennoch erfolgen alle Angaben ohne Gewähr. Weder Autoren noch Verlag können für eventuelle Nachteile oder Schäden, die aus den im Buch vorgestellten Informationen resultieren, eine Haftung übernehmen.

Die anerkannte Entspannungsmethode

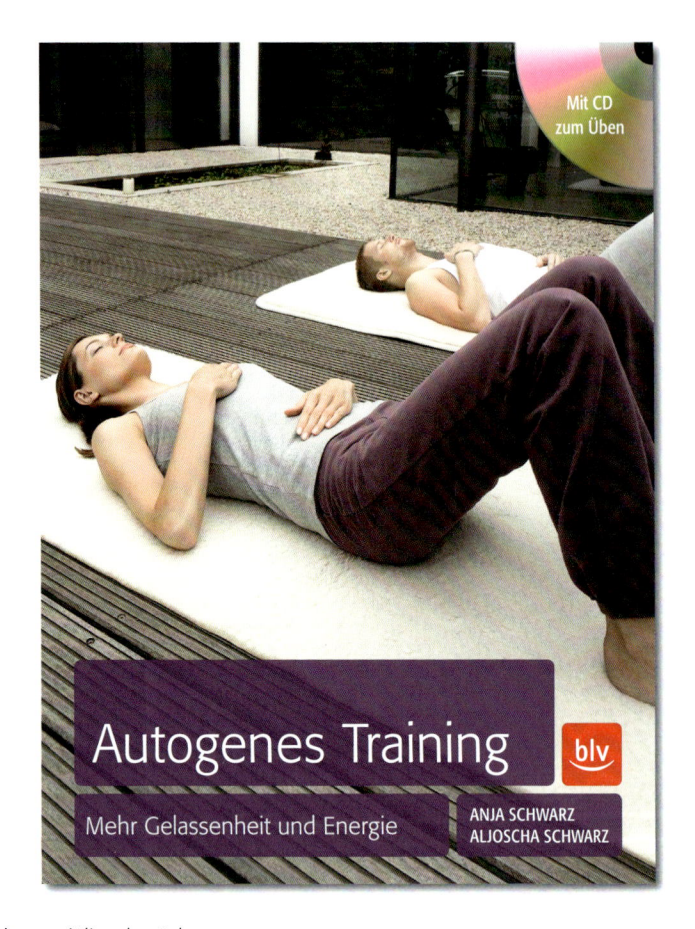

Anja Schwarz/Aljoscha Schwarz
Autogenes Training
Von Ärzten und Therapeuten empfohlen, von Krankenkassen gefördert · Autogenes Training im Alltag einsetzen – für Anfänger und Fortgeschrittene · Neue Kräfte tanken, Stress vermeiden, Schmerzen lindern, die Konzentration steigern · Mit Übungs-CD (Spieldauer: rund 70 Minuten).
ISBN 978-3-8354-1039-8

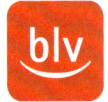

www.blv.de